체질궁합 이야기

체질궁합 이야기

김달래(김달래 한의원 원장) 지음

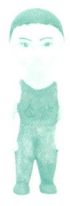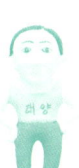

중앙생활사

책머리에

　사상의학을 전공한 필자는 항상 '체질'이라는 눈으로 세상을 바라본다. 마치 구두닦이가 구두 상태로 사람을 판단하고, 양복장이가 옷 입은 맵시로 신분을 알아내며, 술꾼이 주량으로 사람 됨됨이를 가려내듯이 말이다.
　오래 살지는 않았지만 인생살이의 행과 불행이 체질과 체질의 어우러짐 속에서 나누어짐을 보아왔고, 남녀 사이의 궁합이 잘 맞아야 인생이 행복하듯이 자신의 직업이나 직장의 선택도 체질적 특성과 결부되어야만 보람을 느낀다는 사실을 깨달았기 때문이다.
　오늘날 우리가 살아가는 세상은 점점 좁아지면서 생활은 자꾸 편안해지고 있다. 그럼에도 사람들은 모두들 불행하다고 소리친다. 공자나 예수가 살았던 시대에 비하면 분명 그 당시 사람들이 천국이라 생각했던 세상임에 틀림없는데도 말이다.
　행복지수를 비교해 보더라도 잘사는 나라일수록 낮고, 못사는 나라일수록 높다. 필자는 이 역시 자신이 하고 싶은 것을 하지 못하고, 하고 싶지 않은 일을 억지로 해야만 하는 데서 그 근본 원인을 찾을 수 있다고 본다. 실제로 이것이 도덕과 결부되고 인생과 결부되어 한 개인과 나라의 행복과 불행을 만들어내고 있다.

이제 우리는 개개인이 다른 가치관을 가지고 있으며, 사람마다 체질이 다르다는 사실을 인정하게 되었다. 미스 코리아나 미스 월드를 보더라도 바라보는 사람에 따라 1등과 3등이 뒤바뀔 수 있음을 인정하게 된 것이다.

바야흐로 여가시간이 늘어나고 먹고 사는 것보다는 인생을 느끼고 즐기기 위해 고민하는 세상이 다가오고 있다. 이런 세상에 대비하기 위해서라도 건강과 적성, 배우자와 직업, 음식과 생활방식, 가치관과 판단기준 등을 각각의 체질에 결부시켜 이해할 수 있다면 우리 삶의 방식도 달라질 수 있다.

아무쪼록 졸저인 이 한 권의 책이 세상의 또 다른 면을 바라보는 발상의 전환이 될 수 있기를 소망하며, 책이 나오기까지 열과 성을 다해준 중앙생활사 임직원 여러분께 감사를 드린다.

김달래

CONTENTS

책머리에 4

Part 1 사상체질, 이 정도는 알아두자

사상의학과 이제마 15
- 사상의학은 우리나라에서 나온 독창적인 이론 16
- 한의학의 새로운 방법을 제시한 이제마 18

Part 2 혼자 할 수 있는 체질감별법

01 4가지 체질 – 태양인, 태음인, 소음인, 소양인 23
- 정확한 체질진단은 전문가의 도움 필요 25
- 체질 구분하는 기준 다양 27
- 다양한 체질이론 31

02 사상체질별 유명인들 37
- 태양인은 영웅이 많아 37
- 태음인은 의젓하게 보여 40
- 소양인은 지혜가 탁월 41
- 소음인은 절제력이 많아 42

Part 3 체질과 먹거리

01 체질과 음식궁합 47
- 소음인은 인삼차, 대추차 좋아 49
- 소양인은 보리차, 녹차 좋아 50
- 태양인은 솔잎차, 감잎차 좋아 52
- 태음인은 매실차, 들깨차 좋아 53

02 체질과 과일궁합 55
- 제철 과일이 최고 56
- 제철 과일주스, 보약 못지않아 61

03 체질과 매실궁합 62
- 매실은 회춘 호르몬 촉진시켜 63
- 구충제 대신 매실 사용 64
- 태음인 체질에 매실 효과 커 66

04 체질과 죽염궁합 68
- 소금에도 인체 유용 성분이 많아 69
- 볶은 소금은 속이 편안해진다 70

05 체질과 알로에궁합 72
- 알로에는 소양인에게 이로운 식물 73

06 체질과 생강궁합 76
- 생강은 혈액순환으로 기운 순환 촉진 77
- 생강은 식용으로도 각광받아 80

07 체질과 쑥궁합 82
- 소음인 부인들의 냉증에 특히 좋아 84
- 인진쑥은 간질환에 효과적 85

08 체질과 보양궁합 1 – 개소주와 흑염소 88
- 소음인에게 효과적인 개소주 89
- 흑염소도 보양식으로 선호 91

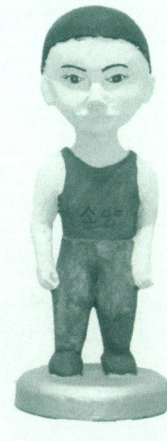

09 체질과 보양궁합 2 - 뱀탕과 추어탕 94
- 뱀은 정력식품 아닌 식용 95
- 변비나 열 심하면 뱀 해로워 97
- 추어탕은 스태미나 식품 97

10 체질과 보양궁합 3 - 삼계탕과 오리탕 100
- 양기를 보해주는 삼계탕 100
- 오리탕은 살이 찌지 않는 소양인에게 적합 104

Part 4 체질과 건강

01 체질에 따른 질환 109
- 태양인은 하체를 튼실하게 하라 111
- 태음인은 땀을 잘 배출시켜라 111
- 소양인은 배변에 유의하라 113
- 소음인은 잘 먹어야 좋다 114

02 체질과 다이어트궁합 116
- 소음인은 소화기가 약한 체질 117
- 소양인은 일단 찌면 안 빠져 118
- 태음인은 배와 허리에 군살 120
- 태양인은 대체로 몸이 마르다 121
- 부부가 다른 체질이면 식단도 달라 122
- 수영은 몸에 열이 많은 체질에 좋아 123

03 체질과 알레르기궁합 125
- 기온변화에 민감한 체질 126
- 알레르기성 결막염도 골치 아파 128
- 민간요법으로 배꼽찜 권해 131

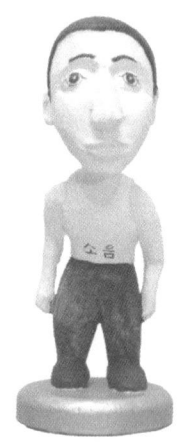

04 체질과 수면궁합 134
- 한국인은 잠에 대해 인색한 편 135
- 불면증 해소를 위한 지압법 137
- 태음인은 잠이 많다 138

05 체질과 보약궁합 142
- 체질별로 보약 효능 달라 143
- 오가피는 태양인 체질에 좋다 145

06 체질과 임신궁합 1 149
- 태음인은 생식기능 강하고 소양인은 약해 150
- 체질적인 약점을 잘 보강해야 153

07 체질과 임신궁합 2 157
- 소양인과 태양인에게 불임 많아 159
- 기능성 불임은 체질 균형 잡아주어야 160
- 혼자서 해보는 불임 치료 162

08 체질과 산후 보약궁합 166
- 출산 후 보약은 질환 예방에 좋아 167
- 산후풍 예방과 치료법 170
- 여름 출산에도 산후관리 힘써야 176
- 산후 비만은 기혈 부족이 원인 178

09 체질과 지압궁합 180
- 컴퓨터 작업할 땐 90분마다 지압을 181
- 감기는 호흡기가 약한 태음인이 잘 걸려 183

10 체질과 술궁합 187
- 술의 원료는 주식, 풍속과 밀접 188
- 술은 독(毒)도 되고 약(藥)도 된다 190

11 체질과 담배궁합 193
- 태음인이 흡연 가장 좋아해 195
- 금연침 흡연 방지 효과 커 198

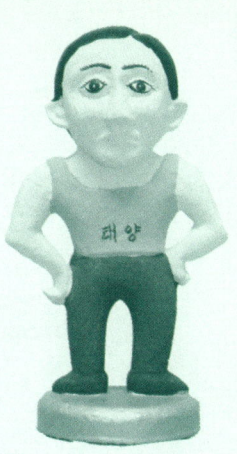

12 체질과 쾌변궁합 201
- 배변 후 잔변감 없어야 202
- 규칙적인 생활습관이 최고 207

Part 5 체질과 성공

01 체질과 교육, 직업, 적성궁합 213
- 스스로의 능력 개발에 역점 두어야 214
- 소양인이 대접받지 못하는 사회는 부패한다 215
- 소극적인 사람 만드는 우리네 교육 218
- 소양인은 '왕따' 당하기 쉬운 여건 220

02 체질과 재테크궁합 222
- 태양인은 능수능란하다 223
- 태음인은 생각이 많다 224
- 소양인은 부화뇌동하기 쉽다 226
- 소음인은 냉정하다 227

Part 6 체질과 인생

01 체질과 인간궁합 231
- 체질궁합은 잘 되면 찰떡, 안 되면 웬수 232
- 체질은 인간관계에 큰 영향을 미친다 233
- 학생과 선생님 간의 체질도 중요 234
- 다른 체질과 만나면 보편성 배워 235

02 체질과 부부궁합 237
- 태음인과 소음인 부부 238

- 소음인과 소양인 부부 239
- 태음인과 소양인 커플 최고 240
- 소음인과 태양인 커플 마찰 243
- 소양인은 젊은 시절의 성적 충동을 경계해야 244

03 체질과 속궁합 1 247
- 침실궁합은 행복한 결혼생활의 중요한 조건 248
- 체질 따라 투여 의약품 달라 251

04 체질과 속궁합 2 253
- 음기 보강엔 구기자차 253
- 성 에너지 약할 때 녹용 효과 커 255
- 나이 들어서도 성생활 유지해야 256
- 동물성 단백질, 정력식품 환상 258
- 옻의 성기능 강화 효과 259
- 왜소 음경 걱정할 것 없어 261

05 체질과 색상궁합 264
- 체질 따라 좋은 식품 따로 있어 265
- 체질 따라 옷 배합도 달라져 266

06 체질과 음악궁합 269
- 체질 따라 취미도 달라 270
- 흥이 나는 음악을 좋아하는 소양인 271

07 체질과 목욕궁합 273
- 태음인은 사우나 목욕법 효과 커 274
- 소양인은 미온 연속욕 좋아 274
- 소음인은 고온욕 좋아 276

08 체질과 운동궁합 277
- 걷는 건강법은 어느 체질이나 최고 281
- 고개 숙인 남자들은 운동이 필수 283

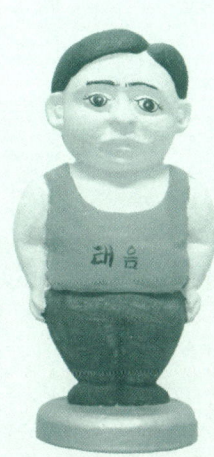

Part
1

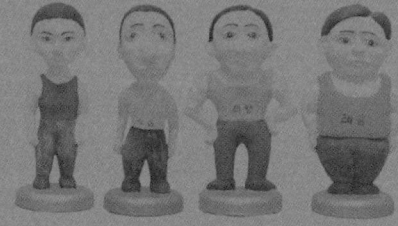

이제마는 허준보다 월등히 뛰어난 업적을 남겼고, 그의 사상(思想)은 세계에서도 유래를 찾아보기 어려울 정도로 독창적이고, 매우 유익하다. 그런데도 사상의학이 중국에서 나온 것으로 이해하는 사람들이 많다. 사상의학 이론이 우리나라에서 나온 독창적인 이론이며, 현실적으로 많이 응용된다는 사실을 너무들 모르고 있는 것이다.

사상체질, 이 정도는 알아두자

> 사상의학은 인간을 4가지의 체질로 나누어 바라보면서, 체질에 따라 그 생리와 병리, 증상과 치료, 섭생법과 반응방식이 다르다고 보는 새로운 의학사상이다. 인간은 태어날 때 이미 4가지 장부편차를 지니고 태어나며, 모든 사람은 이 4가지 체질에서 벗어날 수 없다. 또한 모든 성인도 이 4가지 체질 중 한 가지 체질에 속한다.

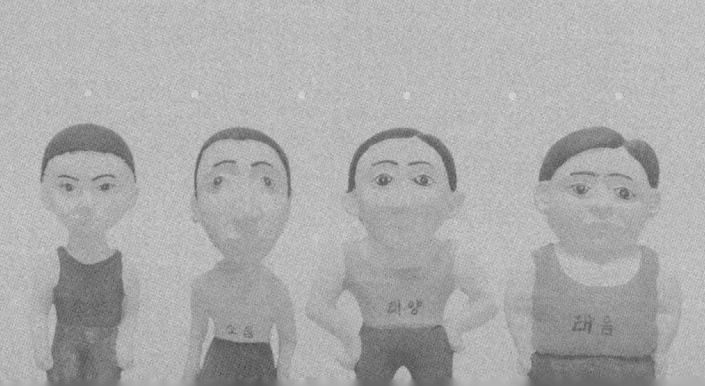

사상의학과
이제마

강연을 다닐 때면 늘 청중들에게 허준과 이제마에 대해 물어본다. 그러면 허준은 아는데 이제마에 대해서는 아는 사람이 거의 없다.

그런데 사실 이제마는 허준보다 월등히 뛰어난 업적을 남겼고, 그의 사상(思想)은 세계에서도 유래를 찾아보기 어려울 정도로 독창적이고, 매우 유익하다.

그런데도 사상의학이 중국에서 나온 것으로 이해하는 사람들이 많다. 사상의학 이론이 우리나라에서 나온 독창적인 이론이며, 현실적으로 많이 응용된다는 사실을 너무들 모르고 있는 것이다. 그래서 필자는 지난 세월 동안 사상의학을 알리는 데 온 힘을 다 바쳐왔다.

사상의학은 인간을 4가지의 체질로 나누어 바라보면서, 체질에 따라 그 생리와 병리, 증상과 치료, 섭생법과 반응방식이 다르다고 보는 새로운 의학사상이다.

인간은 태어날 때 이미 4가지 장부편차를 지니고 태어나며, 모든 사람은 이 4가지 체질에서 벗어날 수 없다. 또한 모든 성인도 이 4가지 체질 중 한 가지 체질에 속한다.

이러한 사상의학은 유학적 사고에 바탕을 두고 있으며 《동의보감(東醫寶鑑)》을 비롯한 동양의학과도 상당 부분 일치되지만 다른 시각을 갖는 면도 많다. 사상의학 이론에 대해서는 이 책에서 차차 조목조목 설명해 나갈 것이고, 우선은 이제마를 통해서 설명해본다.

사상의학은 우리나라에서 나온 독창적인 이론

이제마(李濟馬)는 1837년 함경남도 함흥에서 태어나 1900년 돌아가셨다. 이제마가 살았던 당시는 한마디로 암울함 그 자체였다. 그 시절의 임금들인 헌종, 철종과 고종은 서구열강이 자신과 자국을 위해 온 세상을 침략하던 세상에 대해 너무도 무지하고 안이하게 대처하던 희극 속의 주인공과도 같았다.

온 세상이 미쳐 날뛰는 데도 조선은 문을 걸어 잠근 채 오로지 중국을 통해 들어온 문물에만 매달려 '공자왈 맹자왈' 하느라 세상이 바뀌는 걸 모르고 있었던 것이다.

이제마는 1837년(헌종 3년) 음력 3월 19일에 함경남도 함흥군(현재 함주군) 천서면에서 서자로 태어났다. 이제마의 어머니에 대한 자료는 명확하지 않다. 아버지에게는 여러 명의 부인이 있었으나 본부인에게서는 자식이 없었다.

유년기 때의 이제마는 할아버지의 사랑을 듬뿍 받고 자랐는데, 천성이 쾌활하고 용감해서 개성을 굽히지 않았다. 7세 때부터 북도(北道)문장이라 불리던 큰아버지에게 통사(通史)를 배웠으며, 13세 때(1849년)는 향시(鄕試)에서 장원을 차지하기도 했다.

이제마는 13세경에 집을 떠나 경향 각지를 다니면서 견문을 넓혔다. 러시아나 만주로도 여행했는데 이때의 경험을 《동무유고(東武遺稿)》 속에 기록으로 남겼다. 여기서 이제마는 두만강 유역의 상황과 당시 서양 사람들의 통신수단인 유선전화와 큰 대포, 따발총에 대해서도 기록했다.

이제마는 30세를 전후해 함흥에서 정평으로 가는 길에 한석지가 저술한 《명선록》을 접하게 되었다. 이후에 제자이던 한창연을 시켜서 이를 필사하게 하였는데, 그때부터 한석지를 매우 존경하였고, 사상의학 발명의 단초가 되는 이론을 얻었을 것으로 추정할 수 있다.

36세 때(1872년) 차남 용수가 출생하였고, 39세 때인 1875년에 소양인 육미지황탕의 치험례가 《동의수세보원(東醫壽世保元)》에 나타나 있는 것을 미루어 볼 때 그의 의학경험이 40세 전에 있었음을 알 수 있다.

39세이던 1875년에는 무위도통사(武衛都統使)라는 벼슬에 있던 김기석의 천거로 별도로 선발한 무사시험을 통해서 관직에 등용되고, 1876년에는 무위장군(武威將軍)을 거쳤다.

44세 때(1880년) 《격치고 유략편》의 집필을 시작하였고, 46세 때(1882년)는 《격치고 독행편》을 저술했다. 이때 집필한 《동무유고》 '교자평생잠'에 보면 소음인인 큰아들 용해와 소양인인 둘째 아들 용수에게 각각 급하게 기뻐하는 마음과 급하게 애달파하는 마음을 경계시킨 것과 주색에 대해 언급한 것을 보면 이미 체질에 따른 양생법을 터득한 것 같다.

한의학의 새로운 방법을 제시한 이제마

한편 《동의수세보원》 '태양인편'에서는 "내가 일찍이 태양인의 체질을 타고나 열격병이라는 토하고 침을 게우는 병으로 6~7년 동안이나 앓았으나 수십 년 동안 섭생을 잘해서 다행히 요절을 면했다"고 말했다. 이 부분은 58세이던 1894년에 쓴 것이므로 수십 년 전이라면 이미 40대 이전부터 그에게 사상체질의학에 대한 개념이 서 있었다고 보아야 한다.

그런가 하면 최후의 임상례는 소양인 병증론에서 63세이던 1899년 11월 23일부터 1900년 3월까지의 임상례이다. 즉, 이제마가 죽기 6개월 전의 임상례이다.

50세 때(1886년) 진해현감(鎭海縣監)을 제수하였고, 54세 때(1890년) 《격치고 유략편》을 완성하였으며, 57세 때(1893년) 《격치고 반성잠편》을, 58세 때(1894년) 《동의수세보원》을 이능화의 집에서 저술하였다. 이후 59세 때(1895년)는 모친의 병환으로 함흥으로 하향하여 11월에 《유고초》를 저술하는데 을미사변이 일어나 조선 전체가 들끓었다.

60세 때(1896년) 모친의 상(喪) 중에 함흥지방의 혼란을 야기한 최문환의 소요를 평정하였고, 그 공으로 정삼품 통정대부(通政大夫)에 제수되었다.

61세 때(1897년) 함경도 고원군수(高原郡守)에 임명되었고, 이때 오복론

(五福論), 근수론(勸壽論), 지행론(知行論) 등을 담은 《제중신편(濟衆新編)》을 저술하였다.

62세 때(1898년) 모든 관직에서 사퇴한 이제마는 1900년, 《동의수세보원》을 성명론부터 태음인 병증론까지 개초(改草)한 후, 64세 되던 해 9월 21일(음력)에 일생을 마감하였다.

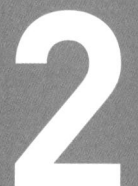

Part 2

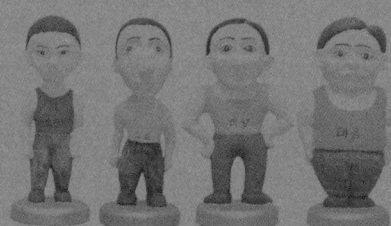

체질! 사전적 의미로는 몸의 성질이나 바탕이라는 뜻을 가지며, 사상의학에 따르면 사람에게는 모두 4가지 체질이 있다. 즉, 모든 사람들은 태어나면서 4가지 체질 중 한 가지 체질을 갖게 된다. 그러므로 체질적 특성을 얼마나 잘 적용시키느냐에 따라 인생은 실패할 수도, 성공할 수도 있다.

혼자 할 수 있는 체질감별법

> 태양인은 다른 체질에 비해 머리가 크고 목소리 또한 매우 우렁차다. 태음인은 허리 부위가 뚱뚱하며, 눈이 크고 입술이 두껍다. 또 술이나 물을 잘 마신다. 소양인은 맵고 뜨거운 음식을 싫어하며 채식을 좋아한다. 그리고 걸음이 빠르고 몸을 흔들며 걷는다. 소음인은 비린 생선을 싫어하며, 한숨을 잘 쉬고 손발에 쥐가 잘 난다.

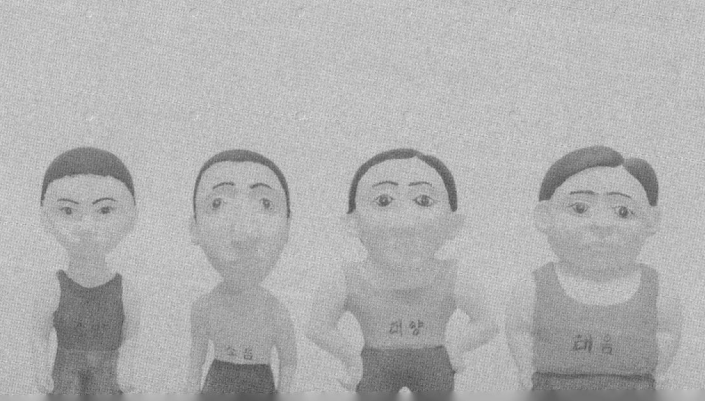

01 4가지 체질
태양인, 태음인, 소음인, 소양인

똑같아 보이는 쌍둥이일지라도 자세히 살펴보면 얼굴이 서로 다르다. 이처럼 얼굴이 서로 다르듯 체질 또한 태어날 때부터 서로 다르다. 우리는 남 앞에 나서길 좋아하는 사람들을 보고 이른바 '무대 체질'이라고 부른다. 또 살이 잘 찌는 사람들에게는 '물만 먹어도 살이 찌는 체질'이라는 말을 하기도 한다.

체질! 사전적 의미로는 몸의 성질이나 바탕이라는 뜻을 가지며, 사상의학에 따르면 사람에게는 모두 4가지 체질이 있다. 즉, 모든 사람들은 태어나면서 4가지 체질 중 한 가지 체질을 갖게 된다. 그러므로 체질적 특성을 얼마나 잘 적용시키느냐에 따라 인생은 실패할 수도, 성공할 수도 있다.

4가지 체질이란 태양인, 태음인, 소음인, 소양인을 말한다. 이를테면 공자의 체질은 태양인, 예수의 체질은 소음인, 부처의 체질은 태음인, 소크라

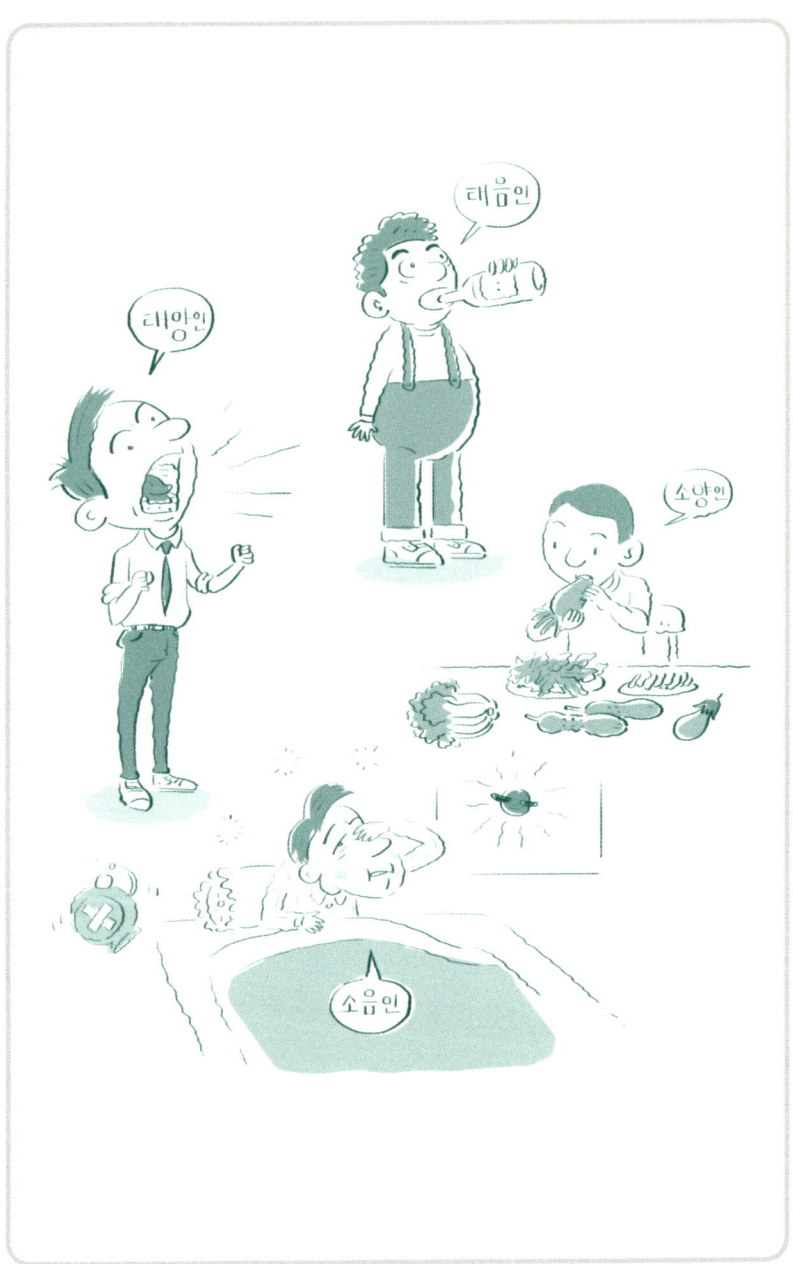

테스는 소양인 체질로 보인다.

체질에는 예외가 없다. 체질에 따라 성격도 다르고 좋아하는 음식도 다르며, 나름의 특성이 있기 때문에 혼자서도 자신이 어떤 체질에 해당되는지 알아볼 수 있다.

정확한 체질진단은
전문가의 도움 필요

체질을 구분하려면 세밀하게 검사해야 한다. 어떤 사람은 그냥 얼굴만 한번 봐도 체질을 알 수 있고, 어떤 사람은 걸음걸이만 봐도 알 수가 있다. 그럼에도 사상체질의학을 전공하는 한의사들은 자신의 기준이 틀리지 않도록 여러 번 검증을 받는다.

대체적으로 체형이나 기상, 얼굴 생김새나 행동거지, 성질이나 장단점, 질병에 걸린 상태나 치료 중에 나타나는 특성, 진맥했을 때 나타나는 맥 상의 특징, 생활상의 문제점, 음식에 대한 기호나 반응, 신체적인 특징(수면, 대소변, 땀, 소화, 갈증 상태, 혀의 색깔이나 설태의 상태 등)을 참고한다.

마지막으로 어떤 병이 있을 때 사상체질의학에서 사용하는 약물을 투여해서 뚜렷한 효과가 나타나야만 4가지 체질 중에 어느 한 가지로 확정지어 준다. 그러니까 무조건 그냥 한번 슬쩍 보고 나서 알 수 있는 것은 아니라고 이해해야 한다.

다시 말해 그냥 몇 권의 책을 보고 어떤 체질이라고 생각하는 것은 자유이지만, 이에 따라 실제로 음식을 선택해서 먹거나 약을 먹으려면 반드시 전문가의 체질진단을 받도록 해야 한다.

[혼자 할 수 있는 체질감별법]

특성	1	2	3	4
땀	많다	없다	잠잘 때 많다	보통이다
물 마시기	좋아한다	싫어한다	보통이다	보통이다
체중	표준 이상	표준 이하	표준	표준
체격	큰편	가늘지만 보통	단단하면서 보통	보통
얼굴	둥근편	갸름하다	날카롭다	눈빛이 유난스럽다
걸음걸이	의젓하다	자연스럽다	몸을 흔든다	성큼성큼 걷는다
성격	속이 응큼하다	여성적이다	즉흥적이다	통이 크다
음식 기호	육식, 밀가루	비린 것 기피	밥만 먹는다	채소가 좋다
음식 습관	얼큰해야 좋다	뜨거워야 좋다	뜨거우면 싫다	해산물이 좋다
목소리	탁하거나 부드럽다	약하거나 조용하다	쉬 높아진다	우렁차고 길다
잠	어디서나 잘 잔다	잠들기 어렵다	일찍 일어난다	일찍 잔다
생활	게으르다	꼬물거린다	부지런하다	남자같다
술	호주가	분위기파	빨리 취한다	주정꾼
대인관계	원만하다	오랜 친구만 좋아한다	잘 해주고 욕 먹는다	한번 만나면 십년 친구
특징	뱃살이 많다	옷을 잘 입는다	생각 없이 행동	긍정적이다
심리	형식을 좋아한다	치밀하고 꼼꼼하다	아부를 못한다	지조가 없다
눈코귀입	눈이 크거나 입술이 두툼하다	눈이 예쁘거나 잘 웃는다	턱이 뾰족하거나 윗입술이 얇다	광대뼈가 크거나 눈빛이 수정같다
말투	더듬거나 천천히 말한다	가끔 한마디하면 딱 부러진다	과장하기 좋아한다	허풍쟁이라 믿지 못한다
몸 상태	눈이 자주 아프다	신경쓰면 입맛이 없다	방귀를 자주 뀐다	굳세고 건강하다
비슷한 사람	최불암, 노태우	황선홍, 김혜자	강성범, 일용엄니	박정희, 홍신자
옛사람	유비, 맹자	제갈공명, 증자	장비, 자사	이태백, 공자
피부	거칠거나 두껍다	보드랍다	매끈하거나 탄력적이다	단단하다
약점	가슴이 두근거림	한숨이 많다	허리가 약하다	잘 토한다
강점	땀흘리면 좋다	소화만 잘 되면 좋다	대변은 꼭 본다	소변이 엄청 잘 나온다
기질	소같다	사슴같다	말같다	호랑이같다
가치 기준	돈	지위	연애	술
사회생활	협상을 잘한다	잘 어루만져 준다	세상의 표준이고자 한다	이런들 어떠하며 저런들 어떠하리
이미지	욕심	무기력	자신만만	자유

※ 1번이 가장 많으면 태음인, 2번이 가장 많으면 소음인, 3번이 가장 많으면 소양인, 4번이 가장 많으면 태양인일 가능성이 높다. 이것은 어디까지나 확률이므로 정확한 진단은 전문가의 도움을 받는 것이 좋다.

**체질 구분하는
기준 다양**
　　　　　　　　체질을 구분할 때 도움이 되는 기준은 크게 4가지가 있다. 첫 번째가 체형과 기상을 보고, 두 번째가 얼굴 특성과 말투를 보며, 세 번째가 성격과 재능을 참고하며, 마지막으로 병증과 약물반응을 살펴 특정 체질을 확정하게 된다.

이런 4가지 특성을 자세하게 관찰하고 종합하여 어떤 특성이 두드러지는가를 확정하게 되는데, 약물치료를 통해 뚜렷한 증상호전이 관찰될 때 어떤 체질인지 확정함으로써 실수를 줄일 수 있다.

태양인은 다른 체질에 비해 머리가 크고 목소리 또한 매우 우렁차다. 그리고 상당히 적극적이며 자존심이 몹시 강하다. 태음인은 허리 부위가 뚱뚱하며, 눈이 크고 입술이 두껍다. 또 술이나 물을 잘 마시며 이해심이 넓은 편이다.

소양인은 맵고 뜨거운 음식을 싫어하며 채식을 좋아한다. 그리고 걸음이 빠르고 몸을 흔들며 걷는다. 다른 체질에 비해 입술이 얇은 편이다. 소음인은 비린 생선을 싫어하며, 한숨을 잘 쉬고 손발에 쥐가 잘 난다. 그리고 늦게 잠들고 아침에 잘 일어나지 못한다.

한의학에서는 같은 질병이라도 태양인, 태음인, 소양인, 소음인이라는 4가지 체질로 나누어 진단과 처방을 달리한다. 똑같은 음식과 약물을 먹어도 체질에 따라 나타나는 반응이 다르기 때문이다.

태양인

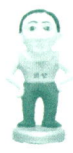

태양인은 그 숫자가 적기 때문에 대부분 염두에 두지 않는다. 선천적으로 흡수, 소화하는 능력이 약한 관계로 어느 정도만 신경을 쓰면 아주 날씬한 몸을 유지할 수가 있다.

기세가 강하고 진취적이기 때문에 어떤 일에도 앞장을 서지만 지조가 약한 편이며 결코 후회를 하는 법이 없다. 여성인 경우 몸에 아무런 병이 없는 데도 불임증이 있을 수 있으므로 체질을 감별하고 나서 자기에게 좋은 섭생법을 알아두는 것이 바람직하다.

그러나 뚱뚱한 사람도 더러 있다. 또 여자인데도 전혀 여성스럽지 않거나 세상을 살아갈 때 남의 생각에 관심을 두지 않는 경향이 강하다. 몸만 건강하면 음식도 아주 잘 먹는다. 따라서 다이어트라든지 몸매에 대해 무관심 그 자체다.

태음인

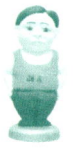

태음인 체질에 해당하는 사람의 오장육부는 음식물을 포함한 외부에서 들어오는 각종 유해물질을 흡수, 해독하는 간장의 기능이 다른 체질보다 강하다.

이들은 입으로 들어가는 것은 무엇이든지 가리지 않는다. 술, 담배, 커피 등 거의 모든 기호품을 다 좋아하며, 자연히 대부분 뚱뚱하다. 행동이 느리고 욕심이 많아서 지식, 음식, 돈 등에 관심이 많고 무엇이든지 잘 모아두는 경향이 있다. 항상 가슴이 답답하고 잘 두근거리는데 피곤하면 심폐기능이 약해져서 잘 붓게 된다.

　이들은 충분히 휴식을 취하면 살이 빠지고 스트레스를 받으면 아무거나 먹는다. 이때는 아무리 먹어도 별로 포만감을 느끼지 못하기 때문에 하루 동안에 2~3kg의 체중이 증가하는 것은 문제도 되지 않는다.

　요컨대 이 체질의 경우 너무 먹어 걱정이다. 좀더 관대해지도록 노력하고 외부의 일, 이를테면 사회참여, 봉사활동, 꾸준한 운동에 지속적인 관심을 두는 것이 필요하다.

소양인

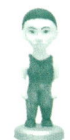
　소양인은 위장기능이 항진되어 있고 배설과 성기능에 관계되는 정기(精氣)를 담당하는 비뇨생식기의 기능이 떨어져 있다. 원래 기운이 쉽게 움직이고 행동과 말이 빠르기 때문에 쉽게 흥분하고 감정이 격앙되는 것이 특징이다.

　예를 들어 몸이 한창일 때는 하루 몇 잔의 커피를 마셔도 잘 견뎌낸다. 하지만 30대만 되면 대부분의 소양인들은 스스로 커피를 줄이거나 끊게 된다. 컨디션이 좋지 않을 때 커피를 마시면 가슴이 두근거리고 마치 술을 마신 것처럼 기분이 붕 뜬 상태를 느끼기 때문이다.

　소양인은 모든 병의 근원이 화기와 열기로부터 이루어진다. 때문에 인삼, 꿀, 커피, 각종 양념류를 피하는 것이 평소의 건강을 유지하는 데 도움이 될 수 있다.

소음인

소음인은 선천적으로 소화흡수작용이 약하고 각종 음식물과 약물의 나쁜 면을 해독해 내는 능력이 약하다. 즉, 기운과 혈액순환을 담당하는 기관이 허약하다.

따라서 여성처럼 섬세하고 감정이 풍부하며, 매사 혼자서 속으로만 끙끙 앓고 지내는 편이다.

또한 남성적인 힘과 용기가 없기 때문에 술자리에서도 조용히 자리를 끝까지 함께 한다. 자기주장을 펴는 경우가 거의 없다. 항상 몸이 차고 음식을 적게, 느리게 먹는다.

소음인은 자기가 좋아하지 않거나 전에 한번 먹고 나서 속이 불편했던 것은 결코 먹으려하지 않는다. 특히 비린 생선을 싫어한다. 그래서 입이 짧다고 이미 소문이 나 있을 정도다. 몸집이 가냘프고 섬세해 옷을 잘 입고 미적 감각이 뛰어나다.

소음인은 은행원, 학교 선생님, 광고나 미술, 언론과 관계된 직종에 종사하는 사람이 많은데, 이는 체질적으로 남한테 간섭받기를 싫어하는 혼자만의 직업이 잘 어울리기 때문이다.

소음인은 손발이 싸늘하고 말이 없으며 차갑게 보인다. 또 속마음은 아주 여려서 세상살이에 적응하는 것을 힘겨워한다. 소화가 잘 되면 가장 기분이 좋고 잠을 충분히 자야만 피로가 회복되기 때문에 늘 피로한 모습을 보인다.

다양한 체질이론

정확한 체질을 알기란 쉽지 않다. 이제마 선생도 환자의 정확한 체질을 알기 위해 느닷없이 환자의 뺨을 때린 뒤 그 반응을 살폈다는 일화가 있을 정도다. 또 체질에도 여러 아류가 나타나고 있다.

먼저 사상체질을 아는 방법은 첫 번째 체형과 기상을 살피고, 두 번째로 얼굴 생김새와 말투를 보고, 세 번째로 성격과 재능을 살핀 다음 마지막으로 대소변, 수면, 땀, 소화 상태 등을 묻고 나서 약물을 투여하여 그 효과를 본 다음 어느 체질인지 확정하게 된다.

사상체질진단은 추정, 예정, 확정의 3단계를 거치게 되는데, 체형, 기상과 얼굴 특성, 말투, 성격과 재능을 관찰하는 것은 추정의 단계이며, 약물 투여나 침치료를 통해 예정의 단계를 거치고, 그 효과를 봐서 확정하게 된다.

가장 먼저 어느 체질로 추정한 것이 정확한 것인지 아닌지를 알아보기 위해서 며칠간 약물이나 침치료를 통해 예정할 수 있지만, 이를 바탕으로 최소 3회 이상의 치료를 통해 체질을 최종 확인하는 것이 확정단계다. 이런 과정을 통해야만 정확한 체질을 진단할 수 있으므로 빠른 결과보다는 정확성을 기하기 위해 어느 정도의 시간이 필요하다고 본다.

이제마 선생이 사상의학의 체질 이론을 발표한 다음부터 다양한 아류들이 등장했다. 가장 대표적인 아류가 팔체질 이론인데, 권도원 선생이 발표한 것으로 진맥을 통해 체질을 판별한다. 4가지 체질을 맥이 강한 사람을 양이라 부르고, 맥이 약한 사람을 음이라 지칭한다.

예를 들어 태양인 가운데 맥이 강한 사람을 금양이라고 부르고, 태양인 가운데 맥이 약한 사람을 금음이라고 부른다. 소양인 가운데 맥이 강한 사람을 토양이라고 부르고, 소양인 가운데 맥이 약한 사람을 토음이라고 부른다.

태음인 가운데 맥이 강한 사람을 목양이라고 부르고, 태음인 가운데 맥이 약한 사람을 목음이라고 부른다. 소음인 가운데 맥이 강한 사람을 수양이라고 부르고, 소음인 가운데 맥이 약한 사람을 수음이라고 부른다.

팔체질 이론은 진맥을 통해 체질을 판별하고, 음식 섭생을 중요시한다. 그런데 몇 가지 음식은 사상체질의학에서 제시하는 것과 상이한 것도 있다. 대표적인 것이 마늘인데, 마늘은 소음인의 음식이면서 약이지만 팔체질에서는 수양인과 목양인에게 이로운 음식이라고 소개하고 있다.

팔체질에 따른 체질 특성과 몸에 좋은 음식, 해로운 음식은 아래와 같다.

목양체질

목양체질은 태음인 체질 가운데 그 비율이 낮게 존재하는데, 근육이 많고 적극적이며 목소리가 거칠고 몸에 열이 많다. 그래서 조금만 움직여도 땀을 흘리고 건강만큼은 자신하는 편이지만 중년기 이후에는 고혈압이나 당뇨병에 이환되는 경우가 많기 때문에 적극적으로 운동해서 땀을 흘려야 한다.

몸에 좋은 음식으로는 현미, 밀가루, 수수, 콩, 두부, 콩나물, 우유, 배, 수박, 호박, 버섯, 연뿌리, 칡 등이 있다. 몸에 해로운 음식으로는 홍삼, 인삼,

메밀, 모과, 감, 곶감, 귤, 앵두, 낙지, 문어, 게, 새우, 조개류 등이 있다.

목음체질 ●

목음체질은 태음인 체질 가운데 그 비율이 높게 존재하는데, 살이 잘 찌고 지방량이 많아서 비만해지기 쉽다. 아랫배가 차서 찬 맥주를 마시면 설사를 자주 하거나 대변을 자주 보게 되며, 체력이 약해서 자주 눕거나 기대기도 한다. 또 게을러지기 쉽고 잠이 많아서 아무 곳에나 머리를 붙이면 쉽게 잠들게 된다.

몸에 좋은 음식으로는 현미, 밀가루, 수수, 콩, 두부, 콩나물, 호박, 버섯, 율무, 밤, 오미자, 사과 등이 있다. 몸에 해로운 음식으로는 홍삼, 인삼, 낙지, 문어, 게, 새우, 조개류 등이 있다.

금양체질 ●

금양체질은 태양인 체질 가운데 그 비율이 낮게 존재하는데, 도량이 커서 보통 사람이 생각하는 것보다 세상을 더 넓고 멀리 바라보고 살아간다. 사나이 대장부 기질이 있어서 세세한 일보다는 커다란 밑그림을 그리고 십 년 앞을 내다보고 일을 하기도 한다. 피부가 두껍고 목소리가 우렁차면서 눈빛이 강렬한 신체 특성이 있고, 매우 건강한 편이다.

몸에 좋은 음식으로는 모든 조개류, 메밀, 새우, 낙지, 문어, 붕어, 앵두, 모과, 다래, 포도, 배추, 오가피, 솔잎, 송홧가루 등이 있다. 몸에 해로운 음식으로는 지나친 육류, 술, 녹용, 율무, 수수, 밤, 당근 등이 있다.

금음체질

금음체질은 태양인 체질 가운데 그 비율이 높게 존재하는데, 도량이 커서 보통 사람보다 세상을 더 넓고 멀리 바라보는 능력은 있지만 수면부족이나 과로가 겹치면 체력이 약해지면서 피로감을 자주 호소하게 된다. 바닷가나 강가를 산책하고 일찍 잠자리에 들고 화를 내지 않으면 건강은 빨리 회복된다.

몸에 좋은 음식으로는 모든 조개류, 메밀, 새우, 낙지, 문어, 붕어, 앵두, 모과, 다래, 포도, 배추, 오가피, 솔잎, 송홧가루 등이 있다. 몸에 해로운 음식으로는 지나친 육류, 술, 녹용, 율무, 수수, 밤, 당근 등이 있다.

수양체질

수양체질은 소음인 체질 가운데 그 비율이 낮게 존재하는데, 근육은 적지만 단단하고 운동을 잘하며 상당히 건강한 상태에 있다. 겉으로는 몸에 열기가 있는 것처럼 보이기 때문에 시원한 음식을 좋아하고 냉수욕이나 냉수마찰을 좋아한다. 하지만 지나치게 몸을 차게 하면 도리어 건강을 잃을 수도 있다.

몸에 좋은 음식으로는 찹쌀, 감자, 닭고기, 염소고기, 노루고기, 파, 생강, 마늘, 겨자, 후추, 계피, 카레, 복숭아, 벌꿀, 홍삼, 인삼 등이 있다. 몸에 해로운 음식으로는 보리, 팥, 오이, 돼지고기, 생굴, 새우, 게, 참외, 바나나, 맥주, 얼음 등이 있다.

수음체질

수음체질은 소음인 체질 가운데 그 비율이 높게 존재하는데, 살갗이 부드럽고 근육은 잘 생기지 않는 특성이 있다. 따라서 젊어서부터 살이 찌지 않고 수척한 상태에 있으며, 섭생을 잘 못하면 평생토록 소화기관이 약하게 된다. 항상 위기능을 보강하면서 적게 먹도록 노력해야 하는데 따뜻한 한국 음식이 가장 잘 맞는다.

몸에 좋은 음식으로는 찹쌀, 감자, 닭고기, 염소고기, 개고기, 파, 생강, 마늘, 겨자, 후추, 계피, 카레, 복숭아, 벌꿀, 홍삼, 인삼 등이 있다. 몸에 해로운 음식으로는 보리, 팥, 오이, 돼지고기, 생굴, 새우, 게, 참외, 바나나, 맥주, 얼음 등이 있다.

토양체질

토양체질은 소양인 체질 가운데 그 비율이 낮게 존재하는데, 근육의 탄력이 좋고 행동이 빠르면서 말이 많고, 목소리가 큰 편이다. 걸음걸이에 힘이 있고 일처리가 빠르며, 소화력이 좋아서 많이 먹고 빨리 먹는다. 피부에 염증이 자주 나타나고 잠이 적다.

몸에 좋은 음식으로는 보리, 팥, 배추, 오이, 돼지고기, 생굴, 새우, 게, 복요리, 참외, 생지황, 질경이, 방풍나물 등이 있다. 몸에 해로운 음식으로는 찹쌀, 닭고기, 홍삼, 인삼, 벌꿀, 소주, 고추, 후추, 겨자, 생강, 마늘 등이 있다.

토음체질

토음체질은 소양인 체질 가운데 그 비율이 높게 존재하는데, 아무 음식이나 잘 먹지만 잘 체하기도 하고, 음식을 먹고 나서 탈이 잘 나기도 한다. 그렇기 때문에 음식섭생에 주의해야 하고, 젊어서부터 허리나 방광 주위의 근육보강에 힘써야 한다. 특히 여성들은 생리불순이나 생리통이 많아서 꾸준한 체질개선이 필요하다.

몸에 좋은 음식으로는 보리, 팥, 배추, 오이, 돼지고기, 생굴, 새우, 게, 복요리, 참외, 딸기, 구기자, 생지황, 질경이, 방풍나물 등이 있다. 몸에 해로운 음식으로는 찹쌀, 닭고기, 홍삼, 인삼, 벌꿀, 소주, 고추, 후추, 겨자, 생강, 마늘 등이 있다.

02 사상체질별
유명인들

역사 속의 인물들이나 영화 속의 인물들을 살펴보면 사상체질의 특성을 쉽게 알 수 있다.

그럼 유명인들을 태양인, 태음인, 소양인, 소음인 순서대로 한번 알아보도록 하자.

**태양인은
영웅이 많아**

일반적으로 태양인은 앞으로 나갈 줄만 알지 후퇴를 모른다. 다른 사람과의 관계에서도 마찬가지다. 사소한 것들을 무시해 버리고 큼직큼직한 사안들만 관계한다. 그렇기 때문에 인간관계가 아주 원만하다.

다시 말해 일반인들이 소중하게 여기는 일상생활의 보람 같은 것에는 가치를 두지 않는 편이다.

　조금씩 돈을 모아 가는 '티끌 모아 태산'의 원리보다는 일확천금의 기대에 들떠 있다. 그래서 혁명가나 선동가, 해방운동을 주장하는 사람 중에 많다.

　이런 체질의 소유자는 조직과 규율을 중시하는 현대사회의 기업이나 회사에는 잘 맞지 않는다. 대신 남들이 생각하지 못하는 면에 대해서 기발한 창의력이 뛰어나 발명가나 창조적인 작업 계통에서 독보적인 권위자가 되기도 한다.

　그러나 그 성격적인 면 때문에 주위로부터 도태되는 경우가 많아 술로 시름을 잊고 살아가기도 한다.

　태양인은 여성으로 태어나면 특유의 여성다움은 지키지 못한다. 하지만 털털한 성격으로 주위의 남자들보다 더 적극적이고 진취적인 사고와 행동을 드러낸다.

　따라서 자식을 키우고 남편과 가족들을 받드는 일에 재미를 느끼지 못하고 밖으로만 돌아다니는 등 일반적인 가족개념이 없다. 폭력배들이나 술주정꾼 중에도 이런 사람이 많다.

　역사적으로 봤을 때 태양인은 영웅적인 면도 있으나 한편으로는 감성이 풍부하고 소박했던 사람도 있었고, 철권통치로 피를 불러왔던 인물들이 많았다.

　이태백은 태양인에 속하는데 허풍선이면서 감성이 매우 발달했었고, 박정희 대통령도 매우 감성적이었다.

김용태는 전형적인 태양인으로 꼽히는 박정희 대통령의 성격에 대해 《월간조선》에서 이렇게 묘사하고 있다.

처음 본 박 대통령에게서 어떤 느낌을 받았나요?

"고민이 많은 사람처럼 보였어요. 성격은 활달하기보다 내성적이었고, 정이 많았어요. 청와대 시절 종종 저녁을 같이 했는데, 식사 후엔 사극(史劇)을 함께 봤어요. 영사기를 돌려서 〈사도세자〉〈단종애사〉 같은 영화를 보는데 이 양반이 늘 울어요. 육 여사는 '남자가 무얼 그런 걸 보고 우느냐'고 하고…… 그 양반이 그렇게 마음이 여려요."

박 대통령 주량이 대단하죠?

"한마디로 청탁불문(淸濁不問) 호주가(好酒家)죠. 소주, 막걸리, 맥주, 정종, 양주……. 나중에는 미국의 닉슨 대통령이 권해 준 거라며 시바스 리갈을 좋아하셨어요. 5·16 전에 부산 군수기지에서 사령관을 하실 때는 서울에 올라와 둘이 마셨는데, 새벽 무렵이면 맥주병이 온 방안에 가득했어요."

또 히틀러도 미술에 관심이 많았으나 그 분야에서 성공하지 못했기 때문에 독재로 기울었다는 후문이 있고, 나폴레옹도 매우 섬세한 성격을 가졌다고 한다.

우리 역사 속에서는 고 박정희 대통령이 대표적인 태양인에 속한다고 볼 수 있다. 조선시대에는 세조가 그의 걸어온 행적에 비추어 태양인일 가능성이 높다.

세조는 세종대왕의 셋째 아들로 태어나 당시 유교적 관행 속에서 장자가 뒤를 이어야 함에도 최후의 권력을 쥐었으며 그 과정에서 많은 학살이 이루어졌었다.

태음인은
의젓하게 보여

태음인으로 추정되는 인물로는 《초한지》에 등장하는 한나라를 건설한 유방, 촉나라를 세운 《삼국지》의 유비, 영화배우 주윤발, 형사 콜롬보, 돌부처 이창호, 정치인 김종필 등이 있는데, 이들을 통하여 태음인의 성격이 어떤 사회성을 나타내는지 추정해 보기로 하겠다.

일반적으로 태음인은 비대한 경우가 많다. 전체적으로는 골격이 크고 비대하지만 어떤 경우는 음흉하게, 어떤 경우는 듬직하게 보이며 때로는 뭔가 속에 들어있는 것처럼 의젓하게 보이기도 한다. 그래서인지 드라마나 영화 등에서 기업의 회장이나 사장 또는 돈 많은 졸부형의 갑부들로 표현된다.

또 한결같이 몸집은 뚱뚱하고 얼굴에 기름기가 줄줄 흐르며 색을 밝히거나 뻔뻔스럽게 보이는데, 이런 형태의 사람은 모두 태음인이라고 보아도 무방하다.

그러나 이러한 것들이 태음인들을 대표하는 것은 결코 아니다. 모든 체질에는 양면이 다 존재한다. 일례로 노태우 전 대통령의 비자금이 발표되기 전까지의 얼굴 모습과 해왔던 말, 인상들을 편견 없이만 본다면 큰 골격에 듬직한 면이 엿보인다.

실제로 태음인들은 어릴 때부터 주위로부터 돋보이는 경우가 아주 많다. 좀처럼 속을 알 수 없어 감정의 변화가 외부로 잘 표출되지 않기 때문에 신망을 받는 경우가 많다. 굳건한 의지를 가지고 목표를 향해 밀고 나갈 때에는 마치 거대한 기관차가 천천히 무게 있게 전진하는 듯한 느낌을 받기 때문이다.

소양인은
지혜가 탁월

《삼국지》에서 장사로 묘사되는 초패왕 항우, 장비, 정관의 치세를 열었던 당태종, 복요리를 좋아했던 소동파, 《손자병법》의 저자 손무, 관포지교에 나오는 관중 등이 소양인으로 추정되는 성격을 갖고 있다. 이들을 통하여 소양인의 성격과 사회성을 살펴보기로 하자.

소양인은 어릴 때부터 판단력과 결단력이 강하고 끼가 많기 때문에 주위로부터 귀여움을 독차지하는 경우가 많다. 한마디로 영특하고 재치 있으며 순발력이 뛰어나다. 하지만 간혹 너무 지나칠 경우가 많아 실수를 불러올 때도 있다.

유비가 지금의 중국 사천성에 촉나라를 세우기 위하여 서천을 공격해 들어갔다. 장비는 서천의 관문인 파군을 치기 위하여 파군 태수인 '엄안'이라는 장군과 대치하였으나 파군의 성은 난공불락의 요새라 공격이 잘 되질 않았다.

이때 장비는 그 자신의 성격에 맞지 않게 절묘한 계략을 펼쳐 엄안을 굴복시켰는데, 소양인의 재치를 잘 드러냈다고 할 수 있다.

소음인은 절제력이 많아

《삼국지》의 실제적 주인공인 제갈공명, 《안씨춘추》의 안영, 효성으로 일관했다고 알려진 증자, 부드러운 이미지로 한국인의 어머니 상으로 표현되는 탤런트 김혜자, 구약성서의 요나, 부처님의 제자 아난, 시인 김소월 등이 소음인의 장점을 유감없이 발휘한 것으로 보인다. 이들을 통하여 소음인의 성향과 사회성을 살펴보기로 하자.

소음인은 비교적 융통성이 없고 내성적인 면과 소심함 때문에 손해를 보기도 하지만 한번 시작한 일에 대해서는 절제력을 발휘하여 잘 처리하기 때문에 중요한 일을 맡기도 한다.

또한 많은 고민을 하므로 비교적 판단력과 분석력이 우수한 편이다. 그래서 중요한 업무나 부서의 참모 중에는 유난히 소음인이 많다.

참모로서 가장 이름을 날린 사람은 역시 제갈공명을 빼놓을 수 없을 것이다. 만일 제갈공명이 소음인이 아닌 태음인이었다면 역사는 상당 부분 바뀌었을 것이다.

역사에 가정이 없긴 하지만 유비가 죽은 후 구구절절 충정이 깃들인 출사표를 세 번이나 남기면서 전쟁에 나선 점이 그러하며 간신의 모함인 줄

뻔히 알면서도 회군한 점, 반역의 기회가 여러 번 있었는데도 하지 않은 점, 5 : 5 전쟁의 승부에서 평생 단 한 번도 모험을 택하지 않은 점 등 여러 가지로 봤을 때 제갈공명은 역시 소음인이라고 밖에는 달리 추정할 방법이 없다.

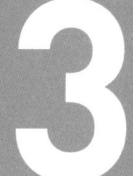

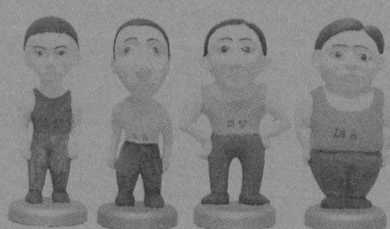

소음인은 생강차나 계피차처럼 몸을 따뜻하게 해주는 차가 좋으며, 소화작용을 돕는 산사차도 좋다. 속에 열이 많고 변비가 심한 태음인은 복부 비만이 되기 쉽다. 이런 경우 녹차와 함께 칡차, 율무차를 복용하면 효과를 거둘 수 있다. 태양인은 비만이 잘 오지 않지만 비만인 경우라면 솔잎차가 좋다.

체질과
먹거리

" 소음인에게 가장 좋은 여름 과일은 복숭아이고,
태음인은 수박이며, 소양인은 참외가 좋고,
포도는 태양인 체질에 잘 맞다. 과일은 음기를 보충해준다.
때문에 과일은 무조건 몸에 좋다는 생각과 달리,
체질에 맞지 않는 과일을 먹게 되면
다른 음식과 같이 부작용이 나타날 수 있다. "

01 체질과 음식궁합

중국인들은 음식을 먹을 때마다 수시로 차(茶)를 마신다. 차는 입 안의 기름을 씻어내 개운하게 할 뿐만 아니라 물이 나빠서 고생하는 중국인들의 수분 섭취에도 중요한 역할을 한다.

중국인은 주로 얌차와 우롱차를 좋아하고, 인도인과 영국인은 홍차, 한국인과 일본인은 녹차를 선호한다.

그런데 이것들은 이름은 다르지만 모두 동일한 차나무(카멜리아 시넨시스)의 잎을 가공해 만든 것이다. 다만 발효시키고 찌는 공정의 차이에 따라 차의 색깔이 녹색, 황색, 흑색을 띠게 된다. 또한 맛도 다양하게 변하면서 녹차, 우롱차, 홍차가 된다.

녹차 성분 중 카테킨은 지방분해 효소의 작용을 강화시켜 체지방을 감소시키는 데 효과가 있다. 그래서 비만인 사람들이 먹기에 좋은 음료다. 하지만 녹차의 성질은 조금 차갑다. 때문에 속이 차가운 소음인보다는 속이 더운 태음인이나 소양인의 비만에 효과적이다.

속이 차고 소화기능이 약한 소음인이 녹차를 많이 마시면 속이 더욱 차가워져서 오히려 소화력이 떨어진다. 그리고 기운이 가라앉는 느낌이 들며 힘이 빠지기도 한다.

소음인은 생강차나 계피차처럼 몸을 따뜻하게 해주는 차가 좋으며, 소화작용을 돕는 산사차도 좋다. 특히 원기가 허약해 피로를 많이 느끼는 소음인들은 인삼차나 황기차로 기력을 보하게 되면 수분대사가 잘 되면서 소변량도 늘어난다.

속에 열이 많고 변비가 심한 태음인은 복부 비만이 되기 쉽다. 이런 경우 녹차와 함께 칡차, 율무차를 복용하면 효과를 거둘 수 있다. 속의 열이 풀리면 변비 해소에도 도움이 된다.

상반신에 화(火)가 많은 소양인은 체질적으로 성질이 급하고 식탐이 많다. 따라서 위(胃)의 열과 상반신의 화를 식혀주는 보리차, 옥수수 수염차가 도움이 된다. 체질적으로 허약한 신장기능을 도와주는 산수유차나 구기자차도 좋다.

태양인은 비만이 잘 오지 않지만 비만인 경우라면 솔잎차가 좋다. 물론 차만 마신다고 해서 비만을 해결할 수는 없다. 한 시간 정도 걷기 등 적당한 유산소운동으로 체지방을 충분히 연소시킨 후 체질에 적합한 차를 선택해 보는 것이 좋다.

**소음인은 인삼차,
대추차 좋아**

소음인은 신대(腎大) 비소(脾小)하며 엉덩이가 커서 앉은 자세가 크나 가슴둘레를 싸고 있는 자세가 외롭게 보이고 약하다. 보통은 키가 작으나 드물게 장신이 있고 상체가 앞으로 수그린 모습을 하는 사람이 많다.

또한 유순하고 침착하며, 사람을 조직하는 데 능하다. 마음 씀씀이가 세심하고 부드러워 작은 구석까지 살펴서 계획한다.

소음인은 음식소화만 잘 되면 건강한데, 대체로 먹는 양도 적고 빙과류같이 찬 것이나 생맥주 같은 것을 마시면 설사하기 쉽다. 고추, 파, 마늘, 감자, 미나리, 닭고기, 명태, 개고기, 대추 등과 더운 음식, 매운 음식을 좋아하며 찬 음식을 싫어한다. 비위의 기운이 냉하여 소화가 잘 안 되거나 설사하기 쉽다. 따라서 비위의 기운을 덥게 보해야 한다.

허약한 소음인의 기운을 돋우는 약재로는 인삼, 백출, 감초, 당귀, 천궁, 관계, 진피, 백작약, 도인, 포부자, 목향, 정향, 향부자 등이 있다. 쓰지 않는 약재로는 갈근(딸꾹질을 나게 할 수 있음), 감수(구갈이 나고 설사가 날 수 있음), 대황(설사가 날 수 있음), 돼지고기(위장 적체나 설사하는 경우가 있음), 마황(구갈과 땀이 많고 오한이 날 수 있음), 모밀(부기가 날 수 있음), 배(딸꾹질을 일으킬 수 있음), 석고(가래가 성하고 설사가 날 수 있음), 사군자(딸꾹질이 날 수 있음), 쇠고기(설사가 날 수 있음), 시호(땀이 많아질 수 있음), 영사(기가 거슬러 올라 손발이 싸늘할 수 있음), 황백(구역질이 날 수 있음), 황련(머리가 아플 수 있음) 등이 있다.

소음인에게 좋은 약차로는 쑥차, 현미차, 차조기차, 귤껍질차, 인삼차, 대추차, 꿀차, 생강차, 쌍화차, 감초차, 당귀차, 천궁차 등이 있다. 그러나 보리차, 율무차, 결명자차, 오미자차, 녹차 등은 성질이 차가운 음료이므로 과음하지 않는 것이 좋다.

소양인은 보리차, 녹차 좋아

소양인은 비대(脾大) 신소(腎小)하며 가슴이 성장하고 충실한 반면 엉덩이 아래로는 약하다. 상체가 실하고 하체가 빈약하여 앉은 모습이 외롭게 보인다. 말하는 것이나 몸가짐이 민첩해서 경솔하게 보일 수 있다.

그러나 눈에 정기가 있고 입술은 얇으며 턱은 뾰족하고 성격은 급하면서 쾌활하다. 굳세고 날랜 장점이 있고, 일을 꾸리고 추진하는 능력이 뛰어나다. 양인답게 굳세고 강인하며 적극성도 있어서 어떤 일을 착수하는 데 어려워하지 않는다.

소양인은 대변이 잘 통하면 건강한 상태이다. 비뇨생식기 기능이 약하므로 보통 배추, 오이, 보리, 밀, 녹두, 해삼, 돼지고기와 같은 찬 음식을 좋아하고, 더운 음식과 기름기가 많은 음식을 싫어한다. 비위(소화기관)에 양 기운이 많고, 신장에 음 기운이 적기 때문에 안에 쌓인 비위의 열을 풀어주고 신장의 음을 보강해야 한다.

허약한 소양인의 기운을 왕성하게 하는 약재로는 숙지황, 산수유, 복령, 지모, 택사, 목단피, 황백, 과루인, 강활, 방풍, 황련, 저령, 생지황, 석고 등

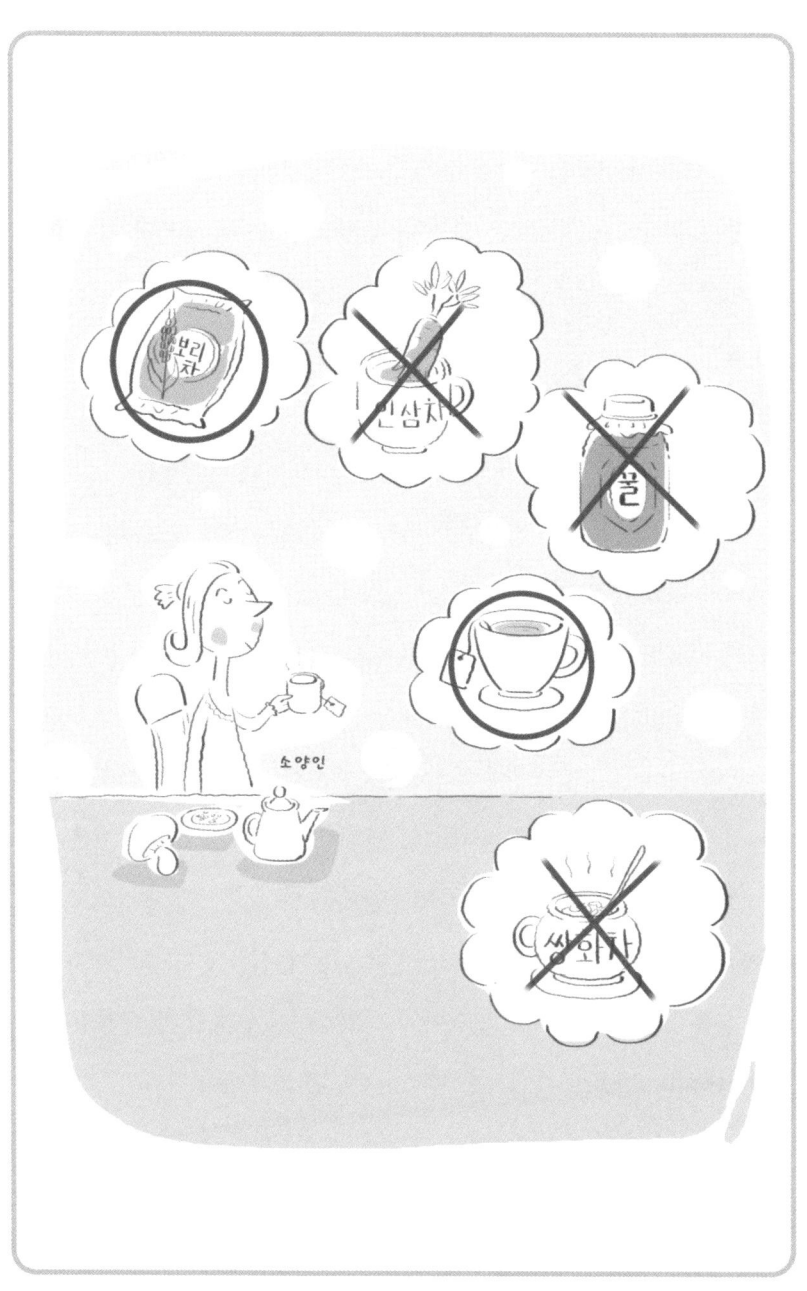

이 있다. 처방에서 제외해야 할 음식과 약으로는 열독으로 발진이 생길 수 있는 닭고기다. 또 부자나 인삼도 열이 나고 독이 오를 수 있으므로 피해야 한다. 침향 역시 구갈을 일으킬 수 있으므로 피해야 한다.

소양인에게 좋은 약차로는 보리차, 녹차, 산수유차, 구기자차, 박하차, 영지버섯차 등이며, 생강차, 인삼차, 꿀차, 쌍화차 등은 많이 마시지 않는 것이 좋다.

태양인은 솔잎차, 감잎차 좋아

태양인은 간이 작고 폐가 커서 가슴 윗부분이 발달한 체형이다. 목덜미가 굵고 실하며, 머리가 크다. 대신 허리 아랫부분이 약하고 엉덩이가 작아 다리가 위축되어 있으며 서 있는 자세가 불안정하게 보인다. 다른 사람과 사교하는 경우 소통을 잘하는 장점이 있고, 과단성이 있어 사회적 관계에 유능하다.

태양인은 소변량이 많고 잘 나오면 건강하고, 입에서 침이나 거품이 자주 나오면 병이 된다. 태양인은 폐의 상승하는 양 기운이 많고 간의 하강하는 음 기운이 적다. 즉, 아래는 약하면서 위는 튼실한 편이므로 양을 억제하고 음을 도와 상승한 기운을 아래로 낮춰주어야 한다. 그렇기 때문에 담백한 음식이나 간을 보하고 음을 만들어주는 식품이 몸에 맞다.

허약한 태양인의 허리병에는 오가피와 소나무 마디가 좋다. 열격, 해역, 반위증과 같은 속병에는 모과, 포도뿌리, 다래, 방합조개, 순채나물이 효과적이다. 간을 보강할 때는 채소, 과일, 조개류가 좋다.

허약한 태양인에게 좋은 약차로는 솔잎차, 감잎차, 녹차, 보리차, 모과차, 미역차, 다시마차, 오가피차 등이 있다. 도라지차, 은행차, 영지버섯차, 호두차, 더덕차, 율무차 등은 지나치게 많이 마시지 않는 것이 좋다.

태음인은 매실차, 들깨차 좋아

태음인은 간이 크고 폐가 작으며 허리 부위의 형세가 성장하여 서 있는 자세가 굳건하다. 반면에 목덜미 기세가 약하다. 몸통이 커다란 경우가 보통이고 왜소한 사람은 드물다. 대개는 살이 쪘고 체격이 건실하며 간혹 수척한 사람도 골격만은 건실하다.

생각이 깊고 속마음을 잘 드러내지 않으며, 꾸준하고 침착하여 무슨 일이든 시작한 일, 맡은 일을 성취하는 데 장점이 있고, 어떤 환경에서나 잘 적응하는 재간이 있다.

태음인은 땀을 시원하게 흘리면 건강하다. 호흡기와 순환기 기능이 약해서 심장병, 고혈압, 중풍, 천식 등에 걸리기 쉽고, 지방질이 많은 식품은 좋지 않다. 고단백질의 식품이나 채소류, 해물류가 좋은 반면 자극성 있는 조미료나 닭고기, 개고기는 해롭다.

폐의 발산하는 기운이 적고 간의 모아들이는 기운이 많기 때문에 안으로 열이 쌓이기 쉽다. 따라서 항상 소변과 대변을 잘 보아야 한다.

허약한 태음인의 기운을 보강하는 약재로는 맥문동, 오미자, 산약, 길경(도라지), 우황, 황금, 상백피, 행인, 마황, 의이인, 말린 밤, 웅담, 원지 등이 있다. 쓰지 않는 약재로는 감수(가슴이 조이고 답답하며 아플 수 있음), 계지

(발진이 생길 수 있음), 영사(구갈이 생길 수 있음), 석고(손발이 차가워질 수 있음), 황백(소변이 나오지 않을 수 있음) 등이 있다.

태음인에게 좋은 약차로는 율무차, 현미차, 칡차, 땅콩차, 도라지차, 더덕차, 오미자차, 맥문동차, 마차, 버섯차, 은행차, 살구차, 매실차, 들깨차 등이 있다. 인삼차, 꿀차, 생강차 등은 지나치게 많이 마시지 않는 것이 좋다.

02 체질과 과일궁합

요즘은 계절에 상관없이 겨울에도 수박, 포도나 참외를 먹을 수 있다. 하지만 뭐니뭐니 해도 제철에 나는 과일을 잘 먹는 것이 건강을 지키는 비결이다. 실제로 체질을 알고 과일을 제대로만 먹어도 좋은 약이 될 수 있다.

소음인에게 가장 좋은 여름 과일은 복숭아이고, 태음인은 수박이며, 소양인은 참외가 좋고, 포도는 태양인 체질에 잘 맞다. 과일은 음기를 보충해준다. 때문에 과일은 무조건 몸에 좋다는 생각과 달리, 체질에 맞지 않는 과일을 먹게 되면 다른 음식과 같이 부작용이 나타날 수 있다.

먼저 몸이 찬 사람들은 소화 장애나 설사가 나타난다. 그리고 식욕이 떨어진다, 특히 풋과일을 먹으면 이런 증상이 더 강하게 나타날 수 있다. 반면 몸이 뜨거운 사람이 성질이 따뜻한 복숭아를 먹으면 두드러기가 나거나 피부가 가렵고 입이 마르며, 심하면 잠을 잘 이루지 못한다.

제철 과일이 최고

공자는 제철 과일이 아니면 먹지 않았다고 한다. 요즈음은 겨울에도 포도나 참외를 먹을 수 있지만 그것은 어디까지나 하우스 재배를 통해 얻은 것이기 때문에 계절적인 특성이 약하다. 이런 면에서 무더운 여름을 이기고 건강을 지키는 여름의 과일을 제대로 섭취하는 것은 중요하다.

수박은 성질이 차가운 음식이다. 그렇기 때문에 몸이 찬 소음인은 많이 먹지 않는 것이 좋다. 그러나 맛이 달고 소변을 잘 나가게 하므로 몸이 뜨겁고 혈압이 높은 태음인에게는 더할 나위 없이 좋은 음식이다.

손발이 찬 소음인이 수박이 너무 먹고 싶다면 냉장고에 넣지 않았던 것을 먹으면 덜하다. 또 천천히 먹으면 맛이 더욱 달게 느껴지고 차가운 수박의 성질을 어느 정도 덜어낼 수도 있다.

또한 소금을 약간 뿌려 먹으면 맛의 상승효과로 단맛이 강하게 느껴지고, 수박의 차가운 성질을 소금의 뜨거운 성질이 어느 정도 막아준다. 그리고 성질이 따뜻한 수박씨를 수박의 과육과 함께 먹으면 위의 부담을 줄일 수가 있다.

옛날 책에도 보면 수박을 먹고 나서 소화가 안 되고 배가 아플 때 검은색 수박씨를 먹으면 낫는다고 했다. 실제로 수박씨는 쓴맛이 없으면서도 기생충을 죽이는 성분이 들어있어서 호박씨보다 강력한 구충 효과를 발휘한다. 그래서 중국집에서는 이를 볶아서 식사 전에 입맛을 돋우는 요리로도 이용한다.

그런 만큼 지저분하게 뱉으려고만 하지 말고 바작바작 씹어서 먹는 것이 좋다. 이뇨 효과도 있어서 혈압이 높거나 몸이 잘 붓는 사람이 먹으면 좋은데, 특히 만성 신염이 있거나 고혈압 환자들에게 좋다.

또한 술을 빨리 깨게 하므로 술꾼들의 안주로도 좋다. 따라서 몸에 열이 많아 땀을 많이 흘리는 태음인들은 수시로 먹으면 좋다. 한편 수박은 태음인 체질에게 흔한 기침과 가래를 완화시키는 데도 효과가 좋다.

중국에서 나온 임상결과를 보면 모든 종류의 인후염에 수박을 사용했던 결과 소염 효과가 있었고, 목소리가 쉬거나 성대 결절이 있는 경우에 더욱 효과적이었다고 한다. 잇몸이 상하거나 구내염이 자주 발생하는 주부들에게 사용해도 효과적이었는데, 특히 만성 신장염이 있는 경우에는 수박의 하얀 부분을 말려 두었다가 차로 끓여 마시면 좋다. 맛이 쓰지 않고 시원하기 때문에 어린애들도 먹을 수가 있다.

수박은 100g당 열량이 21칼로리 정도이기 때문에 여름철 다이어트에도 매우 효과적이다. 다른 과일에 비해 열량이 매우 적고 소변을 잘 나가게 하며, 갈증을 없애주기 때문에 뚱뚱한 태음인 체질의 비만 해소에는 안성맞춤이다.

포도는 사과와 함께 과일의 여왕으로 불린다. 포도는 기운을 늘리고 살을 찌게 한다. 그리고 근육과 인대를 강하게 만들어주기 때문에 평소에 근육과 인대가 약해서 관절이 뻑뻑한 사람이나, 신경통이 있는 사람이 먹으면 좋다. 특히 포도는 기운을 감싸주기 때문에 음기가 부족한 사람 중에 소화불량인 사람에게 효과적이다.

포도는 음기가 부족해서 나타난 부스럼이나 종기에 좋다. 또한 몸이 피로할 때 자주 부으면서 피부에 탄력이 없는 사람들에게 좋다. 그러나 모든 피부질환에 좋은 것은 아니다.

포도를 비롯한 성질이 차가운 재료는 무엇이든지 소염 효과가 있다. 포도 이런 면에서 효과가 있다. 특히 건포도를 물렁물렁하게 해서 피부에 붙이면 부스럼이나 종기가 사라지고, 고름이 빠져나간다고 한다.

수박처럼 포도도 질병 치료에 효과가 있는데, 특히 소양인과 태양인의 기침에 효과가 있다. 이런 경우는 가래가 많이 나오는 기침보다는 '밭은기침' 이라고 해서 마른기침을 하는 경우에 더욱 효과적이다. 또한 소변을 잘 나가게 하고 허리 아픈 증상을 치료한다.

포도는 피를 정화시키고 인체에 쌓인 각종 노폐물을 체외로 배출시키는 신비한 위력으로 건강하게 만들어준다. 더욱이 포도는 혈액순환을 촉진하기 때문에 동맥경화나 중풍을 예방하는 효과도 있다.

와인을 즐겨 마시는 프랑스 사람들이 다른 유럽 사람들에 비해 심장병에 덜 걸린다고 하는데, 바로 포도가 가지고 있는 신진대사 촉진 효과와 기운을 잘 순환시키는 기능 때문에 그렇다. 그러나 항상 조금씩 자주 마셔야지 한꺼번에 너무 많이 마시면 오히려 심장병에 나쁜 영향을 줄 수도 있다.

심장병 예방 효과를 얻기 위해서는 하루 1잔씩 포도주스나 포도주를 마시면 좋다. 한편 포도에서 정제된 레스베리트롤이라는 물질이 항암작용을 하는 것으로 밝혀졌다. 외국의 한 연구팀이 피부암에 걸린 쥐를 상대로 실험을 해보았더니 기존의 항암제와 같은 부작용도 없이 효과를 얻을 수 있다고 한다.

실제 포도에는 페놀류와 타닌이 들어 있어서 암 예방 효과가 있다. 그런데 주된 성분이 씨에 들어있으므로 반드시 씨를 함께 먹으면 좋다. 그러나 그냥 먹으면 전혀 소화되지 않고 배설되기 때문에 반드시 꼭꼭 씹어서 먹어야 한다.

참외가 다 익어서 꼭지가 떨어지면 그것을 가루 내어 콧속에 불어넣는데 그러면 재채기를 많이 하면서 콧물이 많이 나오고, 심할 때는 토하기도 한다. 일부 환자는 코피를 흘리기도 하는데 그래도 치료 효과는 있다. 따라서 평소에 몸에 열이 많은 사람은 질병 예방을 위해서 참외를 먹어야 한다.

참외는 과일인데도 약간의 독이 있다고 표현할 정도로 좋아하고 싫어함이 뚜렷한 편이다. 그래서 몸이 건강한 사람이라면 별로 문제가 되지 않지만 속이 약하고 자신의 체질에 맞지 않으면 1~2쪽이 한계라고 보면 된다. 실제로 몸이 찬 소음인 체질이 많이 먹으면 황달이 생기기도 한다.

《식료본초》에 보면 "참외를 먹고 나서 부스럼이 나는 경우도 있고, 오히려 부스럼이 낫기도 한다"고 하였는데 이것이 바로 체질의 차이라고 보면 된다. 몸이 뜨거운 소양인 체질이 평소에 참외를 많이 먹으면 암세포가 확산되는 것을 막을 수 있다.

또한 고혈압 환자 10명을 대상으로 참외 줄기를 달여서 먹였더니 무려 7명이나 혈압이 떨어졌다. 물론 소양인을 대상으로 하면 그 치료 효과는 올라갈 것이다. 참고로 참외씨도 구충 효과가 있다.

따라서 씨와 함께 먹는 습관을 들여야 한다. 일례로 참외씨를 달인 물로 실험을 한 결과 곰팡이 균에 대한 억제 효과가 있었다. 또 과도하게 월경량이 많은 사람에게 참외를 먹였더니 생리량이 줄어들고 생리통도 없어졌다는 보고도 있다. 물론 몸이 차가운 소음인 체질인 경우에는 생리통이 더 심해질 수도 있다.

여름철에 나오는 제철 과일 중에서 성질이 따뜻한 과일은 복숭아뿐이다. 그 결과 몸에 열이 많은 사람은 복숭아 근처에만 가도 두드러기가 나서 만지지도 못한다. 일단 복숭아 알레르기가 있는 사람은 복숭아를 먹지 말아야 하고, 만지지도 말아야 한다.

그렇지만 복숭아를 좋아하는 경우에는 술을 담가 마시면 좋고, 소화력이 약한 경우에는 복숭아에 멥쌀을 넣고 죽을 쑤어 먹으면 된다.

복숭아는 몸이 찬 사람에게 좋다. 특히 복숭아씨는 아랫배를 따뜻하게 데워주고 혈액순환을 도와주기 때문에 '도인'이라고 해서 한약재로 많이 쓰고 있다. 주로 생리통, 생리불순, 하복통에 효과적이다.

또 복숭아는 폐기능을 강화시켜주기 때문에 예전부터 폐결핵 환자들의 몸보신으로 사용되었다. 특히 여름철에 입맛이 없고, 물만 마시려는 소음인 체질의 어린애에게 복숭아잼이나 정과를 만들어 먹이면 효과적이다.

복숭아는 니코틴 중독을 해독하기도 한다. 따라서 마음이 여리고 스트레스가 심해서 담배를 많이 피우는 날씬한 소음인 체질들은 니코틴을 해독해주는 복숭아를 많이 먹으면 좋다. 그리고 복숭아잎을 목욕탕에 넣으면 두통, 복통이 낫기 때문에 초여름에 배가 아프거나 설사를 하면 도엽탕으로 쓰기도 했다.

제철 과일주스, 보약 못지않아

보약도 좋겠지만 제철 과일주스 한 잔으로도 건강을 지킬 수 있다. '약보가 불여 식보(藥補不如食補)'라 했듯이 약으로 몸을 보하는 것보다 음식으로 몸을 보하는 것이 더 효과적이라는 뜻이다.

기운이 위로 넘쳐서 좌충우돌하는 태양인은 키위주스가 제격이고 소음인에게는 복숭아주스가 좋다. 딸기주스는 소변줄기가 약하고 허리가 자주 아픈 소양인에게 좋으며, 체격이 좋고 기침을 자주 하는 태음인에게는 배주스가 좋다.

03 체질과 매실궁합

　매실은 매화나무의 열매로, 둥근 모양이고 5월 말에서 6월 중순에 녹색으로 익는다. 중국이 원산이며 3000년 전부터 건강보조식품이나 약재로 써왔다. 한국에는 삼국시대에 정원수로 전해져 고려 초기부터 약재로 써온 것으로 추정된다.

　매실은 수확시기와 가공법에 따라 여러 종류로 나뉜다. 껍질이 연한 녹색이고 과육이 단단하며 신맛이 강한 청매, 향이 좋고 빛깔이 노란 황매, 청매를 쪄서 말린 금매, 청매를 소금물에 절여 햇볕에 말린 백매, 청매의 껍질을 벗겨 연기에 그을려 검게 만든 오매 등이 있다. 전라남도 광양과 경상북도 영천, 경상남도 하동 등지에서 많이 재배하며 일본과 중국에서도 식용으로 재배한다.

　열매 중 과육이 약 80%인데, 그 중에서 약 85%가 수분이며 당질이 약

10%다. 무기질, 비타민, 유기산(시트르산, 사과산, 호박산, 주석산)이 풍부하고 칼슘, 인, 칼륨 등의 무기질과 카로틴도 들어있다. 그 중 시트르산은 당질의 대사를 촉진하고 피로를 풀어주며, 유기산은 위장의 작용을 활발하게 하고 식욕을 돋우는 작용을 한다.

매실은 회춘
호르몬 촉진시켜

매실장아찌는 종기 위에 붙이기도 한다. 특히 아이들 땀띠가 덧난 자리나 곪은 데에 과육을 으깨어 붙여주면 고름을 빨아내 치료가 된다. 또한 매실은 위산분비를 정상적으로 조절하므로 위산과다증이나 저산증에 효과가 좋다. 그 대신 위궤양이 있을 땐 주의해야 한다. 따라서 피로회복과 알레르기성 체질개선, 피부미용에 좋다.

또 회춘 호르몬이라 불리는 파라틴 분비를 촉진해서 뼈와 근육과 혈관의 노화를 방지하고 피부와 모발에 윤기를 주며 성호르몬의 분비도 돕는다. 그 밖에도 매실에는 칼슘과 비타민, 유기산이 많이 함유되어 있어서 칼슘흡수를 도와 뼈를 튼튼하게 하므로 골다공증, 다이어트를 심하게 하여 뼈가 약한 경우, 갱년기나 노화로 뼈가 약해진 경우에 좋고 성장기 어린이 발육에도 좋다.

특히 매실의 유기산 중 구연산은 포도당의 10배 정도 효력을 가진 것으로 당질대사를 촉진하고 피로회복에 좋으며, 유기산은 위장기능을 활발하게 하고 식욕을 돋우며 변비, 설사나 거친 피부에 도움이 된다. 매실은 열을 흡수하는 작용이 있어 감기나 울화증으로 열기가 달아올라 가슴이 답답하며 머리가 맑지 못할 때, 해열작용과 함께 항스트레스 작용을 한다.

매실의 효능에는 첫 번째 가래를 삭여주는 것이 있다. 특히 몸이 뚱뚱하면서 기관지와 폐가 약해 기침, 가래가 많은 태음인 체질에게 가장 좋다. 그래서 태음인의 우황청심원을 만들 때는 대추 대신 매실 과육을 넣고 만들기도 한다.

그런가 하면 매실은 장의 운동을 억제한다. 그래서 오랫동안 설사를 하거나 이질이 있을 때 사용하는데, 세균성 이질 환자 50명에게 매실 달인 물을 하루 2번씩 아침저녁으로 투여했더니 발열, 구토, 복통 등의 증상이 모두 1~3일 만에 없어졌고, 48명의 환자가 2~6일 내에 완치됐다.

그러나 소음인의 경우엔 설사할 때 매실을 먹으면 오히려 그 증상이 더 심해진다. 매실은 피부질환에도 매우 효과적이다. 12명의 습진 환자에게 약 한 달간 하루 3번씩 매실 달인 물을 먹였더니 5명이 완치되었고, 4명이 현저하게 좋아졌다. 매우 좋은 효과를 본 셈이다.

구충제 대신 매실 사용

옛날에는 구충제가 없었다. 그래서 구충제 대신 매실을 사용했다. 사실 구충제는 독성이 매우 강하다. 그래서 외국에서는 웬만하면 먹이지 않고, 반드시 의사의 진단을 받고 투여한다. 당연히 우리나라처럼 온 집안 식구가 일 년에 한 번씩 꼭 복용하지는 않는다.

임상실험을 해보면 20명의 기생충 환자에게 하루 3번씩 매실 달인 물을 20일 동안 투여했더니 14명에게서 기생충이 없어졌다. 이렇게 매실을 먹으면 몸에 큰 부담을 주지 않으면서 기생충을 몰아내는 효과를 볼 수 있는데, 대부분의 경우 회충증이 없어진다. 물론 나머지 기생충에 대해서는 실험결과가 없어서 확언할 수 없지만 장기간 먹으면 분명 효과가 있을 것이라고 본다.

매실 속에 들어있는 칼슘의 양은 포도의 2배, 멜론의 4배에 달한다. 또한 매실 속에는 칼슘이 다량 함유되어 있다. 칼슘은 장에서 흡수되기 어려운 성질이 있으나 구연산과 결합하면 흡수율이 높아진다. 따라서 매실을 복용하면 기운이 생기면서 호흡기가 강해지고 2차적으로 뼈가 보강된다.

그러나 매실에 칼슘 성분이 많다고 해서 이미 노화된 노인들의 뼈까지 강화한다고 보기는 어렵다. 젊었을 때부터 미리미리 먹어두는 게 가장 좋다.

매실은 사과나 자두처럼 신맛이 많다. 하지만 날것으로 먹으면 위에 자극이 많다. 그렇기 때문에 40도 불에 24시간 동안 그을려서 검은색의 오매를 만들어 약으로 사용했다.

또 술을 만들어 먹어도 좋은데 오매를 만들어 먹는 것이 가장 흡수가 잘 된다. 아니면 매실즙을 졸여서 보관해 두었다가 먹고, 매실에 같은 양의 설탕을 뿌려 두었다가 나오는 즙을 냉장 보관했다가 매실차로 만들어 먹으면 된다. 하지만 금방 효과를 기대하면 안 된다. 음식요법은 6개월이 기본이다.

예전에 MBC 드라마 〈허준〉의 영향으로 매실이 품귀상태가 된 적이 있었는데, 그 여파가 지금도 지속되고 있다고 한다. 매실은 이른 여름철(주로 5월)에 덜 익은 열매를 따서 약으로 사용하는데, 그 맛은 시고 성질은 따뜻하다. 하루에 3~6g을 달임약, 가루약, 알약 형태로 먹는다. 외용약으로 쓸 때는 눅진한 것을 짓찧어서 붙인다.

태음인 체질에
매실 효과 커

매실의 효과를 가장 많이 볼 수 있는 체질은 태음인이지만 감기에는 사용하지 않는다. 감기는 땀을 내야 낫기 때문이다. 이것을 보통 발산시킨다고 표현한다.

그러나 매실은 속의 열기를 소변이나 대변으로 끌고 나가게 한다. 그렇기 때문에 급성적인 질환보다는 만성적인 질환에 사용하면 효과적이다. 즉, 만성 기관지염, 만성 폐렴으로 기침이 나오고 가래가 진할 때 먹으면 좋고, 설사나 이질에서 전해질 균형이 맞지 않을 때 먹으면 설사가 그치면서 전해질 균형을 잡아주게 된다.

따라서 평소에 소양인이나 태양인은 매실을 먹지 않는 것이 좋다. 오히려 속에 열을 너무 많이 만들어주기 때문에 입이 더 마르고, 머리가 아플 수도 있다. 실제로 일부 술꾼 가운데는 매실주를 먹으면 머리가 아프다는 사람이 있는데 소양인일 가능성이 매우 높다.

매실의 효능을 가장 많이 볼 수 있는 계절이 여름이다. 주하병은 쉬운 말로 더위 먹었다는 말이다. 몸에 열이 많은 태음인이 더위를 먹어서 갈증이 심하고, 밥맛이 없고, 나른할 때 매실을 먹으면 좋다.

한약 가운데도 매실이 들어간 처방이 있다. 공진흑원단인데, '공진(拱辰)'이란 뜻은 뭇별이 북두칠성을 향해 손을 맞잡고 머리를 조아리고 있다는 뜻이다. 경제적으로 여유가 많은 사람들이 즐겨 찾는 공진단이라는 약 이름도 여기서 따온 것이다. 선천적으로 기운이 부족해서 어른이 되었는데도 힘든 일을 하지 못하고 신경이 예민한 경우에 효과적인 처방이다.

공진흑원단의 처방을 구체적으로 보면 녹용 160~240g, 산약, 천문동 각 160g, 굼벵이 40~80g, 사향 20g에 매실을 쪄서 끈끈해지면 섞어서 벽오동씨 크기로 알약을 빚어 매번 50알씩 따뜻한 물로 삼킨다. 이 약은 워낙 고가약이라서 웬만한 봉급으로는 엄두조차 내지 못하는 약이다.

그러나 약이 비싸다고 좋은 것만은 아니다. 보통의 한약으로도 얼마든지 같은 효과를 낼 수 있기 때문에 굳이 공진단이나 공진흑원단을 찾을 필요는 없다.

04 체질과 죽염궁합

　따뜻한 햇볕과 신선한 공기가 체질에 관계없이 인체의 생명활동에 필수불가결한 요소이며, 맑은 물이 누구에게나 필요하듯 질 좋은 소금 역시 지구상에 생존하는 모든 생명체가 그 생명활동을 영위하는 데 반드시 필요한 기본요소이다.

　생명이 있는 모든 것들은 생태계 속에서 외부 자극이나 영향으로부터 자신을 보호하고 생명을 보존하기 위하여 독특한 방어체계가 있다. 그것이 크든 작든 그 생명체가 가지고 있는 약성과 독성이라고 할 수 있다.

　그래서 동물이나 식물, 심지어 우리가 늘 먹고 있는 곡식이나 채소, 과일 등도 우리 몸속에서 일정한 약성이나 독성을 발휘한다. 때문에 우리는 각자의 체질에 알맞은 섭생을 할 필요가 있으며, 특정한 질환이 있는 경우에는 거기에 해로운 음식을 삼가고 이로운 음식을 가려먹어야 한다.

하지만 공기나 물, 소금은 모든 생명이 있는 존재들이 자연에서 취해야만 하는 기본적인 필수 물질이며 이것이 부족할 때 인체의 균형이 무너지고 장기 활동이 원활하지 못해 모든 질병이 나타나게 된다.

소금에도 인체 유용 성분이 많아

서양에서 산업화가 진행되고 현대문화가 형성되면서 소금은 생명활동에 미치는 중요한 역할이 무시된 채 단지 음식을 조리할 때 짠맛을 내는 조미료로만 생각되어졌다. 그래서 소금 속의 나쁜 성분을 제거한답시고 인체에 유용한 모든 성분까지 제거해버린 정제염을 먹기 시작했고, 오늘날 그 부작용들이 하나둘 나타나고 있는 것이다.

우리가 흔히 사용하고 있는 정제염은 짠 성분만 남은 순수한 염화나트륨일 뿐이다. 요컨대 이것은 우리가 말하는 '소금'이 아니라 그저 '짠맛이 나는 화학물질'인 것이다. 인체에 필수적인 모든 미네랄이 다 제거된 화학물질이니 당연히 몸에 나쁜 영향을 줄 수밖에 없다. 지나친 소금의 섭취가 몸에 해로우며 각종 성인병의 원인이 되고, 혈압 조절에 악영향을 미친다는 것은 주지의 사실이다.

그러나 천일염에는 간수가 들어있어서 부기를 내릴 뿐 아니라 몸속에 필요한 미네랄을 보충해준다. 그래서 정제염보다 몸에 피해를 적게 주고 있다.

물론 색이 깨끗하다고 몸에 좋은 것은 아니다. 소금의 등급은 암갈색 암염을 최고로 치며, 다음이 천일염이다. 일례로 사막에 사는 종족에게는 소금이 매우 귀하게 취급되지만 암염의 색이 흰색으로 변하면 먹지 않는다고 한다.

예로부터 우리 조상은 지혜롭게도 천일염을 식품으로 만들어 먹어 왔지만, 요즘은 인근 해안의 바닷물 자체가 각종 산업폐수와 중금속으로 오염되어 있어 걱정이 앞선다. 될 수 있는 한 싱겁게 먹도록 노력해야겠다.

볶은 소금은
속이 편안해진다

우리 선조들은 예전부터 볶은 소금을 약으로 사용했다. 소금을 볶으면 순수한 염화나트륨만 남아 성질이 더 따뜻해진다. 그래서 속이 차고 소화장애가 있는 소음인이 먹으면 속이 편안해지고, 체해서 나타나는 설사, 복통도 사라진다.

세계보건기구(WHO)에서 권장하는 1일 소금 섭취량은 10g 미만으로, 보통 6g 정도만 섭취하면 충분하다. 그러나 우리나라 음식은 김치, 된장, 간장 등 기본 재료가 모두 소금에 절인 방법을 사용하는 관계로 좀 짜게 먹는 사람은 하루에 30g까지도 먹는다.

그 결과 고혈압은 물론 다양한 피부질환에 걸릴 가능성이 많다. 따라서 어릴 때부터 소금을 적게 먹는 습관을 길러주어야 한다.

소금의 성질은 따뜻한데 죽염도 따뜻한 편에 속한다. 그래서 속이 차고 소화력이 약한 소음인 체질에게 가장 적합하다. 소음인 체질은 조금 짜게 먹을수록 입맛이 나고, 기운이 회복된다. 반대로 하체가 약하고 신장과 방광이 약한 소양인 체질에게는 나쁠 수가 있다. 따라서 자신의 체질에 맞게 적절하게 사용하는 것이 좋다.

한방에서는 출혈이 있을 때 소금을 사용했고, 소화장애가 있을 때 볶은 소금을 사용했다. 단, 몸이 부을 때는 소금을 사용하지 않았다. 대신 소금 가마니를 쌓아둘 때 흘러내려서 번쩍이는 것, 즉 간수라고 하는 것을 사용한다.

소금은 염화마그네슘이 주성분으로, 염증이 있을 때 사용하면 효과적이기 때문에 외용약으로도 사용한다. 특히 피부가 곪거나 염증이 있을 때는 소금물을 쏟아서 씻어내면 좋다. 콧속에 염증이 있을 때도 소금물로 씻어내면 효과가 있는데, 소금이 조직을 부드럽게 만들어주기 때문이다.

그 밖에 피부가 헐어서 딱딱하거나 비듬이 떨어질 때도 소금물에 씻으면 좋다. 이때 죽염으로 하면 더욱 효과적이다.

05 체질과 알로에궁합

　알로에(Aloe)는 식물학상으로 백합과(百合科)의 알로에속(屬) 다년생 초본이다. 원생지는 아프리카 대륙인데, 오늘날에는 열대와 온대지방에 폭넓게 자생하고 그 밖의 지역에서도 많이 재배되는 세계적인 약용식물이다.

　종류마다 다소의 차이는 있으나, 창과 같이 길고 끝이 뾰족한 잎의 양쪽 가에 톱니 모양의 가시가 돋고, 황색 또는 주황색의 꽃이 핀다. 알로에속의 식물은 500종이 넘지만 약용 알로에는 6, 7종에 불과하다.

　알로에는 혈액순환을 촉진시킨다. 그리고 신체 세포액을 개선하고 체내 유독물질을 분배한다. 또한 직접 살균하면서 전신의 항균 능력을 강화해준다. 그리고 신체의 정상세포로 하여금 같은 성질의 세포를 형성케 하는 능력을 부여한다.

　그래서인지 알로에는 예로부터 수세기 동안 그 신선한 즙액을 받아 화상

약으로 쓰였으며 기타 피부질환에 사용되어 왔다.

1935년에는 엑스선에 따른 3도 화상에 응용이 권장되었으며 최근에는 방사선에 따른 화상에도 응용되고 있다. 이 엑스제로 만든 연고는 태양열 화상, 열화상, 그 밖의 화상에도 응용되는데 이때 통증, 소양증을 동시에 치료하여 주고 피부의 궤양과 각질화도 감소시키는 효능이 있다.

알로에는 소양인에게 이로운 식물

알로에는 하제로도 사용되는데 그 작용 부위는 대장이다. 주성분으로 함유되어 있는 안트라퀴논 화합물은 흔히 배당체로 존재하는데 대장에서 분해되어 대장 벽을 자극함으로써 연동 운동을 일으켜 하제의 역할을 하게 된다.

그러나 다량 복용하게 되면 골반조직에 충혈을 일으키므로 임신부, 장염 환자, 장출혈 환자, 치질 환자 등은 사용에 주의해야 한다.

알로에는 체질에 따라 효험이 빨리 나타나기도 하고 더디게 나타나기도 한다. 처음에는 적은 양으로 시작하여 조금씩 양을 늘려 설사가 생기기 직전이 될 정도의 양으로 정해서 복용한다.

한편 알로에를 4~8℃의 어두운 곳에 놓아두었다가 사용하면 방사선 차단 효과가 있고, 항암작용을 하는 것으로 밝혀졌다. 물론 암환자 중에 몸이 뜨겁고, 입이 마르면서 성격이 급한 소양인 체질에게 더 효과적이다.

알로에는 적은 양을 사용했을 때 위기능을 강화한다. 특히 평소에 물을 많이 마시고, 입이 마르거나 쓰게 느껴지는 사람이 먹으면 식욕이 나고, 살

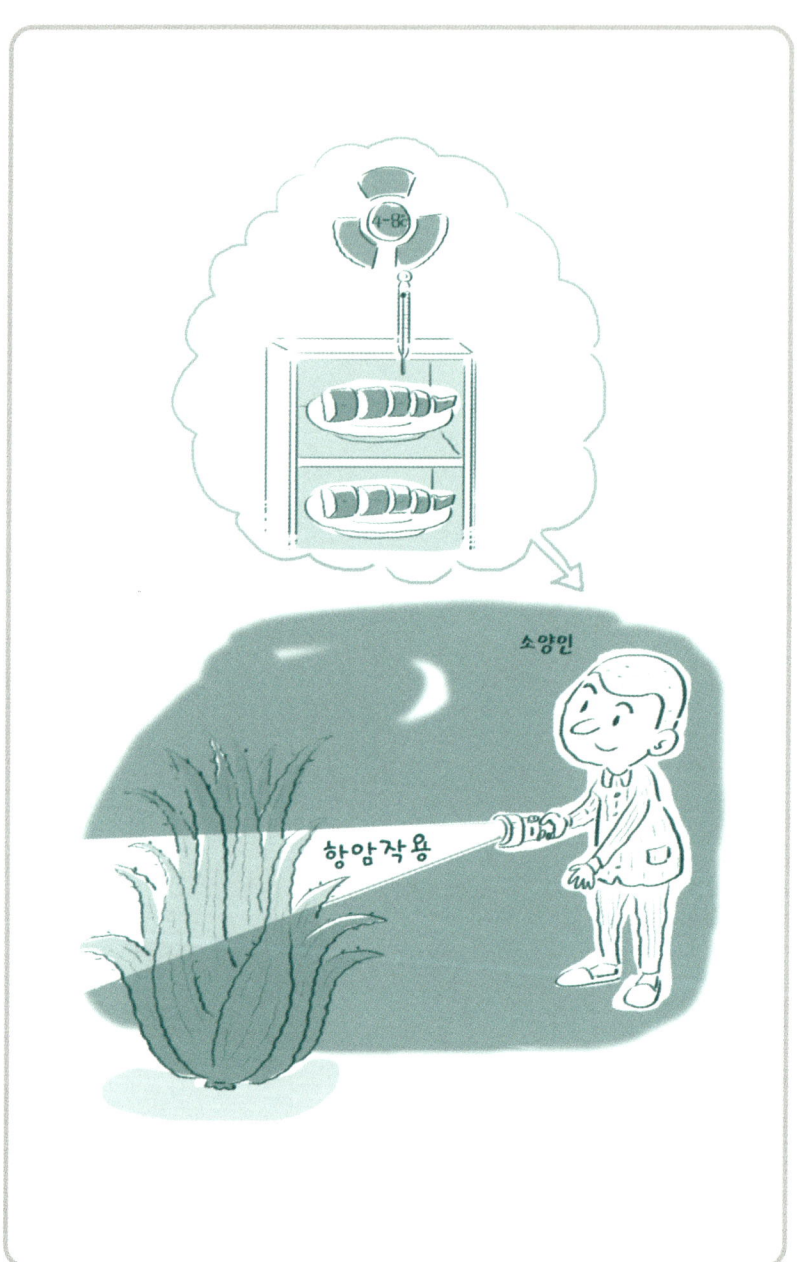

이 찐다. 그러나 몸이 차고 맥이 약한 사람은 먹으면 오히려 입맛이 떨어지기도 한다. 주로 소음인 체질이 이런 증상을 호소한다.

요컨대 알로에는 소양인에게 이로운 식물로, 만성 위염, 위궤양 및 십이지장궤양에도 효과가 있다는 것이 입증되었다. 또한 간염에도 효과가 있는데, 그렇다고 아무나 사용해서는 안 된다. 반드시 체질을 참작해서 사용해야 한다.

06 체질과 생강궁합

《논어》라는 책에 보면 "공자는 생강 먹는 것을 쉬지 않았다"고 하는 구절이 있다. 생강은 약용이지만 주로 음식 조리에 많이 이용되고 있다.

생강의 성질은 따뜻하고 맛은 맵다. 또 강한 향기가 있는 데도 독은 없다. 특히 생강 중에서도 안쪽 부분은 성질이 따뜻하고 생강껍질의 성질은 차갑다.

따라서 뜨겁게 할 때 사용하려면 껍질을 버려야 하고, 차게 하려면 껍질째 써야 한다.

그러나 일반적으로 생강은 몸을 데워주는 데 사용한다. 몸이 차가운 남성들 가운데 고환염으로 고통받는 사람이 많다. 한방에서는 냉증이라고 보는데 생강을 얇게 썰어서 거즈로 싼 다음 아픈 고환에 대고 하루 한 번씩 갈아 붙였더니 24명의 환자가 평균적으로 3.9일만에 완치되었다.

또 똑같은 숫자의 환자를 온습포를 하면서 설파(sulfa)제 및 페니실린(penicillin)을 주사한 결과 평균 8.5일만에 완치되었다. 이것만 봐도 생강이 몸을 따뜻하게 하는 효과를 이해할 수 있을 것이다.

생강의 첫 번째 효능은 뱃속을 따뜻하게 데워서 소화기관을 튼튼하게 하고 구역질을 멈추게 한다. 이 때문에 한방에서는 구역질하는 데 성스러운 약이라고 해서 '구가(嘔家)의 성약(聖藥)'이라고도 부른다. 그럼에도 예전에는 제대로 먹지 못하는 사람이 많았다. 자연환경에 시달림을 많이 받았기 때문에 인간적으로 살지 못했던 것이다.

생강은 소화기관이 약한 소음인들에게 많은 공헌을 했다. 특히 생강 추출물은 위점막 손상에 대한 억제율이 97.5% 정도로 효과적이었다.

또 탄수화물, 단백질 및 지방에 대하여 비교적 강한 소화력을 가진 디아스타제를 억제한다. 실제로 생강은 교감신경과 미주신경계에 작용해서 위 기능을 억제하기도 하고, 직접적으로 위의 평활근을 활성화하기도 하는데, 이로써 구토를 억제하는 효과가 있다.

생강은 혈액순환으로 기운 순환 촉진

생강은 혈액순환을 좋게 해서 기운 순환을 촉진하고 피가 잘 돌게 한다. 또한 혈액순환이 잘 되게 해서 추위를 덜 타게 하고 아픈 것을 멈추게 한다.

실제로 정상적인 혈압을 가진 사람에게 생강 1g을 씹도록 한 다음 혈압을 측정하였더니 수축기 혈압은 평균 11.2mmHg나 올라갔고, 확장기 혈압은 평균 14mmHg나 올라갔다.

또한 생강을 알코올에 담가 두었다 추출된 물질로 실험했을 때도, 혈관운동중추와 호흡중추에 대해 흥분작용을 하고, 심장에 대해서도 직접 흥분작용을 하는 것으로 밝혀졌다. 그만큼 혈액순환을 잘 시킨다는 뜻이다. 이런 면에서 보면 생강을 맥이 약하고 혈압이 낮은 소음인 체질의 냉증이나 무기력증 등에 효과적으로 사용해왔음을 잘 알 수 있다.

생강은 한방 감기약에 들어가서 열을 내려주고 땀을 나게 한다. 실험적으로도 흰쥐의 체온 상승을 낮추어 주고, 진통작용이 있음이 입증되었다. 그래서 예전부터 감기약으로 애용되어 왔던 것이다.

특히 몸이 찬 사람이나 맥이 약한 사람은 추위에 약하다. 그래서 한방에서는 감기를 '상한', 즉 추위에 상했다고도 부른다. 그만큼 몸이 차가운 소음인들은 추위에 약하다. 이런 소음인이 감기에 걸려서 온몸이 아프고, 춥고, 열이 나면서 맥이 평소보다 강하면서 콧소리를 하거나 구역질이 날 때는 생강이 들어간 약을 먹는다. 이 처방은 예전부터 많이 애용되어 오고 있다.

생강은 또한 양기를 보강해서 땀을 그치게도 한다. 몸이 차고 양기가 부족한 소음인 체질에 한정되는 이야기이지만 기운이 약해서 감기에 걸린 소음인 치료에 매우 필수적인 재료임에 틀림없다.

또 보약을 지어줄 때 "생강 3쪽에 대추 2개를 넣으세요"라고 말해주는 것은 생강이 약의 흡수를 돕고 약기운을 강하게 해주기 때문이다. 몸을 보하는 것은 식욕을 증가시키고, 소화흡수를 좋게 하는 것이 기본이다. 특히 평소에 식생활이 불규칙한 경우에는 더욱 그렇다. 생강과 대추를 통해 기운과 소화력을 보강하도록 하는 것인데, 그래서 소음인 처방에는 생강과 대추가 반드시 들어간다.

또 생강은 팔다리가 마비되었을 때도 쓰인다. 생강이 기운 순환을 촉진하기 때문에 마비가 되었을 때나 몸이 저릴 때 먹었던 것이다. 중국산 발모제 '101 A'의 주성분도 바로 생강이었다. 생강즙을 내서 머리카락이 자꾸 빠지는 부위에 하루에 여러 번씩 바르면 솜털이 나는 것을 확인할 수 있고, 탈모를 방지하는 효과는 분명히 있다.

《의방유취》를 비롯한 여러 의학책에 기록된 탈모방지제나 발모제 역시 생강과 마늘이 주성분이다. 이것도 혈액순환을 촉진해서 나타나는 부수적인 결과라고 본다. 왜냐하면 한방에서는 '털은 혈액의 나머지'라고 보기 때문이다.

다시 말해 혈액이 잘 통하고, 피가 충분해야 털이 많아진다는 얘기다. 그래서 소양인이나 태양인보다는 소음인, 태음인의 털이 많은 편이다.

생강 추출물은 혈소판의 응집작용을 억제하기 때문에 피가 굳어지지 않도록 도와준다. 이것은 피가 진하지 않게 된다는 뜻이다. 따라서 생강은 혈전을 예방한다. 그래서 중풍 예방이나 동맥경화 예방에 효과적이다.

그러나 말린 생강은 피가 굳는 것을 방지하는 데에는 별로 효과가 없다. 그리고 생강은 혈중 콜레스테롤의 상승을 강력하게 억제하며 항암 효과도 어느 정도 있다고 보고되었다.

생강은 식용으로도 각광받아

생강을 식용으로 사용할 때는 고기와 생선의 비린내를 없애는 데 많이 사용된다. 실제로 생강 추출물은 알레르기를 억제하고 물고기 단백질에 따른 두드러기를 예방한다.

또한 황색 포도상구균과 백색 포도상구균, 장티푸스균 등에 대해서도 억제작용이 있다. 더구나 음식이 변질되는 것을 막아주는 항산화 효과가 있다. 그래서 식중독을 예방하기 위해 파, 마늘 등과 함께 사용되고 있다. 그 결과 생강은 물김치를 만들 때도 들어가고, 카레를 만들 때도 들어간다.

사실 생강은 우리 주위에 너무도 광범위하게 들어와 있다. 그런 만큼 조금만 눈을 돌리면 생강으로 많은 효과를 볼 수도 있다. 우선 약용으로 먹을 때는 생강 3~9g을 달임약으로 먹거나 즙을 먹어도 된다. 아니면 생강차나 생강술을 빚어 마셔도 좋다. 또 경우에 따라서는 생강을 썰어 설탕에 재어서 만든 생강편을 술안주로 이용하기도 한다.

생강술은 생강을 넣어 빚거나 술이 된 뒤에 생강을 넣어 우려낸 술이다. 너무 감정이 격해서 까무러치는 사람, 편두통, 히스테리성 졸도 등에 사용하면 효과적이다.

생강엿은 생강의 즙을 넣고 만든 엿으로, 평소 소화력이 약하고 밥을 잘 먹지 않는 어린애들에게 먹이면 효과가 좋다.

생강정과는 생강을 동전처럼 잘라서 설탕이나 꿀에 저며 두었다가 말려서 먹는 정과로, 옛날에는 좋은 과자였지만 요즘에는 사라지고 있다.

생강차는 생강을 넣고 끓인 차인데, 귤껍질과 대추를 함께 넣고 끓이기도 한다. 소음인들의 가벼운 감기증상, 소화장애, 복통, 설사 등에 복용하면 효과적이고, 평소 몸 건강을 위해 먹으면 오히려 인삼보다 더 빠른 효과가 날 수 있다.

그러나 생강은 몸속에 열이 많아서 더위를 참지 못하거나 서늘한 것을 좋아하는 사람은 많이 먹지 말아야 한다. 즉, 양기가 지나치게 많고, 음기가 부족한 사람은 먹어서는 안 된다. 《동의보감》에는 "생강을 오래 먹으면 열이 쌓여 눈병을 앓고, 부스럼이 있는 사람이 많이 먹으면 나쁜 살이 돋는다"고 했다. 따라서 소음인 체질에는 좋지만 소양인과 태음인 체질에는 나쁜 것으로 알로에와 반대되는 약이다.

만약 생강을 먹고 나서 소변색이 붉거나 심하게 진한 노란색으로 변하거나, 대변이 굳어지고 시원스럽게 나오지 않거나, 입이 평소보다 마르거나 쓸 때, 잠을 깊이 이루지 못할 때면 몸에 열이 많아진 것을 뜻한다. 이럴 경우 소음인 체질이 아니라면 생강 복용을 중단해야 한다.

07 체질과 쑥궁합

곰이 쑥과 마늘을 먹고 나서 단군을 낳았다는 단군신화가 있는가 하면, 중국의 왕안석은 100가지 질병을 치료하는 데 쑥만한 약이 없다고 할 정도로 쑥은 그 사용 역사가 아주 오래된 약초이자 우리 식생활과도 밀접한 관계를 맺어오고 있는 식물이다.

쑥의 영양성분을 보면 단백질 5.2%, 지질 0.8%, 당질 4%, 섬유질 3.7%, 회분 21%다. 또한 칼슘, 인, 철 등의 미네랄이 함유되어 있고, 비타민 A가 7,940IU/100g로 비교적 많이 함유되어 있다. 그리고 일반 찻잎에 함유되어 있는 아데닌(Adenine)도 함유되어 있는데 이는 아미노산인 핵산을 구성하는 유기염기의 하나다.

일반 쑥은 이른 봄에 나오는데 우선 어린잎을 이용하여 국 또는 나물을 해 먹고, 나머지는 삶아 건조시킨 다음 떡, 경단, 조청 제조 등에 사용한다.

또한 5월 단오쯤 되어 채취하는 키가 큰 약쑥은 말려 두었다가 약용으로 사용한다.

특히 탕제로 하여 여러 가지 질병 치료를 하거나 즙을 짜서 녹즙으로 사용하고, 욕탕의 찜욕 등 다방면으로 병을 퇴치하는 데 이용하고 있으며, 참쑥은 뜸에 사용한다.

《본초강목》에는 "쑥은 속을 덥게 하고 냉을 쫓으며 습을 없애준다"고 기록되어 있고, 다른 기록들에서는 백병(百病)을 구하고 복통과 설사를 다스리며, 자궁출혈과 빈혈을 치료하며, 신경통이나 감기 등에도 유효하다고 기록되어 있다.

또한 예로부터 신경통 관절염 환자들은 쑥뜸을 많이 하였고, 한방처방에서는 지혈이나 통경과 보온약으로 약쑥을 첨가하여 조제하고 있다.

쑥은 위장을 튼튼히 해서 식욕을 돋우고 천식에도 효과가 있다. 특히 생쑥즙이나 탕제한 쑥엑스제는 식욕 증진은 물론 소화기관의 기능을 도와주는 약재이기도 하다.

쑥은 성질이 따뜻하다. 그래서 몸이 차고 식욕이 없는 사람, 목소리에 힘이 없고 아침에 잘 일어나지 못하는 소음인 체질에 좋다. 특히 냉(冷)에 따른 복통, 설사, 생리불순, 자궁출혈 등에도 사용했기 때문에 여성들에게 매우 이로운 음식으로 알려져 있다.

임신 중에 피가 비치는 '태루'의 경우에도 자궁을 따뜻하게 데워주는 방법으로 쑥을 사용한다. 또한 특별한 이상 없이 임신이 되지 않을 때 쑥을 달여서 먹거나 즙을 내서 마시면 잉태를 돕는다.

138명의 만성 기관지염 환자에게 쑥 달임물을 투여한 결과 뚜렷하게 좋아진 사람이 약 81.88%로 나타났다. 그만큼 만성적인 질환에 효과가 있다는 실례다.

소음인 부인들의
냉증에 특히 좋아

우리나라에서는 쑥이 여러 가지 용도로 사용되고 있다. 일부 지방에서는 칼이나 낫에 찔려서 상처가 나거나 피가 흐를 때 지혈제로도 사용하는데, 실제로 토끼를 실험대상으로 지혈 효과를 비교해보았더니 혈액응고를 촉진했다는 보고가 있다.

더구나 상처가 난 조직에 염증을 일으키는 여러 가지 세균에 대해서도 억제 효과가 뛰어난 것으로 밝혀졌다. 그렇기 때문에 항생제나 소독약이 없었던 시절에는 상처난 조직을 보호하는 데 좋은 재료였다고 본다.

한방에서 뜸을 뜰 때는 강화쑥을 많이 쓴다. 침은 몸을 보하지 않는다. 그러나 쑥은 몸이 허하거나 기운이 부족할 때, 즉 만성적인 질환에 오히려 효과적이다. 그래서 한방에서는 첫 번째가 침, 두 번째가 뜸, 그리고 마지막으로 약을 쓴다고 했던 것이다(一針 二灸 三藥).

쑥은 성질이 따뜻한 관계로 몸의 기운을 보강하는 데는 그만이다. 뜸을 뜨면서 기운을 보강하는 데 도움이 되고, 불이 잘 붙고, 서서히 타 들어가면서 적절한 시간과 온도가 보장되니 안성맞춤인 것이다.

요컨대 쑥뜸은 신경조직, 세포조직, 혈관에 쾌적한 자극을 가하고 수축운동을 시킴으로써 미세한 말초혈관에 부착된 노폐물 등 혈류 장해요소를 제거하는 뛰어난 약이다.

쑥은 기를 북돋아 정력과 정신력을 건강하게 하여 무병장수를 도와주고 정력감퇴, 무기력증, 부인병에도 특효가 있다. 기력이 쇠퇴에 접어든 노인들이 활력이 넘치는 건강으로 마치 신선처럼 깨끗하고 건강한 생활을 영위하는 비법 중 하나도 쑥뜸을 계속하는 것이라 한다.

그러나 쑥을 먹고 나서 좋아지는 사람도 있겠지만 나쁜 경우도 있다. 몸에 열이 많은 소양인과 태음인, 오후에 열이 후끈 달아오르는 소양인, 또는 갈증이 심해서 물을 많이 마시는 사람은 많이 먹으면 좋지 않다.

한편 쑥은 경락을 따뜻하게 해주는 약이기 때문에 기운이 부족한 사람이 목욕할 때 첨가하면 좋다. 특히 소음인 부인들의 냉증에 좋으며, 목욕할 때 쑥을 넣고 그 물 속에 들어가 있어도 피부가 부드럽게 되고 윤기가 흐르게 된다.

인진쑥은
간질환에 효과적

쑥은 일년생 풀이고, 인진쑥은 사철쑥이라 부른다. 잎사귀는 떨어지지만 다음 해 그 줄기에 다시 잎이 나므로 인진이라고 부르는 것이다.

《동의보감》에서 허준은 인진을 더위지기라고 기록하였으나 최근 연구결과 사철쑥이 더 효과적이라는 것이 밝혀졌고, 실제로 우리나라에서는 사철쑥을 인진으로 사용한다.

전 세계적으로 3억 5천만의 인구가 B형 간염 바이러스 만성 보균자로 추측되며, 다양한 감염 경로를 거쳐 전파되고 있다. B형 간염은 우리나라를 포함한 아프리카, 동남아 및 중국에서 가장 많이 발견된다. 또한 특별한 치료법이 없다는 것도 잘 알려진 사실이다. 이런 실정에서 보건복지부는 우리나라 인구의 약 8%인 400만 명 정도가 B형 간염 환자이거나 B형 간염 바이러스 보유자인 것으로 추정하고 있다.

간질환 치료에서 가장 중요한 것은 적절한 영양섭취와 지속적인 휴식이다. 그러니까 인진쑥은 그 다음에 복용하는 보조요법이다. 다들 한약을 먹으면 간이 나빠진다고 걱정하는데 인진쑥은 오랫동안 먹어도 세포 독성이 없다는 것이 밝혀져 있으니 걱정하지 말고 지속적으로 6개월 이상 먹는 게 좋다.

처음에는 하루 동안 40g을 달여서 3번에 나누어 먹다가, 점차 늘려서 하루 60g까지 먹으면 된다. 요즘에는 약 달이는 기계가 보편화되어 있으므로 10일치씩 달여서 냉장 보관하면 먹기에 불편함이 없을 것이다.

쑥에는 간기능을 활성화해주는 풍부한 영양성분, 그리고 비타민, 미네랄 등이 풍부하여 간의 해독기능과 지방대사를 원활히 시켜 피로회복 및 체력 개선에 탁월하다. 또 피를 잘 돌게 해주는 기능이 있다.

또한 위장의 점막에서 혈행이 개선되어 위장이 튼튼해진다. 그렇게 되면 소화도 잘 되고, 복부도 따뜻해지기 때문에 피부나 안색이 자연스럽게 좋아진다. 그리고 쑥에 들어 있는 양질의 섬유질은 장의 연동운동과 점액분비를 원활하게 하여 쾌변을 도와준다.

그런가 하면 여성의 만성적인 허리, 어깨 통증 및 냉기와 습기를 해소시키기 때문에 각종 여성병에도 특별한 효능이 있다.

　또한 쑥은 피를 맑게 해서 혈액 속의 콜레스테롤을 줄이기 때문에 혈압을 조절하고, 어혈을 없애주며 지방대사를 도와준다. 특히 중년의 여성 비만에 좋다. 그 밖에 비타민 A · B · C, 칼슘, 철분이 많아 노화방지 및 피부 미용에 매우 좋다.

08 체질과 보양궁합 1
개소주와 흑염소

　언젠가 우리나라에서 가장 많이 먹는 여름철 보양식은 개소주라는 기사를 읽은 적이 있었다. 그런데 개소주는 모든 사람들이 먹는다고 효과를 보는 게 아니다.
　개고기는 소화기관이 약하고, 몸에 양기가 부족한 사람이 먹으면 아주 좋다. 당연히 소음인에게 가장 효과가 좋은데, 소음인 체질 중에는 소화능력이 부족해서 음식을 잘 먹지 못하고, 몸이 차서 허리와 무릎이 시린 사람이 있다.
　이런 사람들은 수술 후나 분만 후에도 회복이 늦다. 그런데 이러한 소음인 가운데 매우 위중한 병을 앓고 있던 사람도 개소주를 먹고 회복된 경우가 많았다.

소음인에게 효과적인 개소주

덥다고 차가운 음식만 찾지 말고 자기 몸에 맞는 보양식으로 건강을 챙겨보면 어떨까? 한국인들은 여름철 보양식으로 특히 보신탕을 많이 먹는다. 물론 먹지 않는 사람들도 있고 즐기는 사람들도 있다.

《동의보감》에 보면 "개고기는 성질이 덥고 위장을 든든하게 하며 혈맥을 잘 통하게 한다. 또한 허리와 무릎을 데워주고 음경이 일어나게 하며 기력을 돕는다"고 적고 있다. 따라서 소화기관이 약하고, 몸에 양기가 부족한 사람이 먹으면 매우 좋다. 더구나 소주로 내린 개고기는 그 흡수가 매우 쉽다. 그래서 몸이 약해서 음식을 먹지 못하는 사람에게 좋다.

그러나 모든 사람이 전부 효과를 보는 것은 아니다. 당뇨병이나 고혈압 환자는 개소주를 피하는 것이 좋다. 개소주 자체는 건강한 사람의 혈당이나 혈압을 높이지 않는다. 단, 땀을 많이 흘리는 태음인이나 몸에 열이 많은 소양인 체질인 사람이 감기나 몸살이 난 상태, 술을 많이 마신 상태, 당뇨병 환자의 혈당이 높은 상태, 고혈압 환자가 혈압이 높은 상태에서 개소주를 먹으면 부작용을 일으킨다.

실제로 당뇨나 고혈압이 있는 환자가 개소주나 흑염소를 먹고 고혈당 쇼크나 케토산증으로 응급실에 실려 오는 경우도 있다. 물론 건강한 태음인과 소양인도 개소주를 먹고 나서 몸에 열감을 느끼거나 복통, 설사를 일으키는 경우도 자주 있다.

보신탕을 먹는 것과 개소주를 먹는 것과는 효과 면에서 차이가 난다. 소화흡수 면에서는 개소주가 더 효과적이고, 약효도 더 강하다.

그러나 요즘은 말이 개소주이지 실제로는 개고기 달임이라 할 수 있다. 개소주를 제대로 하기 위해서는 돈이 많이 들고 번거롭기 때문인데, 이런 이유로 시골에서 개소주를 만들어 먹는 사람들도 있다. 우스갯소리겠지만 정통 개소주집을 내면 분명 돈을 많이 벌 것이다.

개소주가 다른 식육이나 약재에 비해 영양도 많고 정력 증강에도 도움이 된다는 이야기를 들은 적이 있을 것이다. 사실이다. 개소주는 우리 몸에 나쁜 영향을 미치는 포화지방산이 적고 불포화지방산이 많아 정력 보강에 아주 좋다. 그리고 정력을 위해서는 특별히 수캐의 음경을 따로 사용하기도 한다.

개소주에 들어가는 약재는 십전대보탕과 비슷하다. 그래서 십전대보탕이 아무에게나 맞는 약이라고 생각하는 사람들이 간혹 있다.

그러나 십전대보탕은 아무에게나 맞는 약이 아니다. 예전처럼 먹을 것이 없을 때는 십전대보탕을 먹으면 소화가 잘 되고, 기운이 나는 경우가 많았지만 오늘날은 다르다. 요즈음은 오히려 십전대보탕을 먹고 나서 속이 불편한 사람이 더 많다. 약 20%의 사람인 소음인에게만 맞기 때문이다.

따라서 개소주에 한약을 넣고 싶으면 미리 한의사의 진찰을 받고 나서 그 증상에 맞고 체질에 적합한 약 처방을 받아야 한다. 십전대보탕 자체가 개소주와 효력이 다르다는 사실을 잊어서는 안 된다. 개소주가 양기만 보강한다면 십전대보탕은 양기와 음기를 같이 보강하는 처방인 것이다.

소음인은 삼계탕, 흑염소, 개소주를 먹으면 좋고, 태음인은 꼬리곰탕, 뱀장어, 장어구이가 좋다. 소양인은 음기보강으로 오리탕, 복지리를 먹으면 좋다. 그러나 몸에 좋다고 무조건 먹다가 도리어 몸에 이상이 올 수도 있다는 사실을 잊어서는 안 된다.

흑염소도
보양식으로 선호

개소주만큼이나 많이 먹는 보양식이 흑염소다. 흑염소 역시 개소주와 마찬가지로 소음인 체질에게 맞는 보양식이다. 즉, 몸이 차고 기운이 허하거나 식욕이 없으면서 말도 하기 싫을 정도의 상태인 사람에게 좋다. 기운 부족, 소화불량, 불안증에 효과적이라 하겠다. 이러한 소음인 체질이라면 미국인이든 아프리카인이든 같은 효과를 얻을 수 있다.

  흑염소도 개소주와 마찬가지로 먹으면 안 되는 질병이나 체질이 있다. 질병은 열병에 걸린 지 100일 이내에 먹으면 다시 열이 날 수 있고, 감기에 걸렸거나 몸에 열이 많아서 항상 시원한 것을 좋아하고, 물을 많이 마시는 사람이 먹으면 피로를 느끼며 심한 경우에는 병세를 악화시킬 수도 있다.

  특히 소양인 체질은 흑염소를 먹으면 매우 나쁘다. 소음인 체질은 흑염소를 먹고 나서 피부가 곱게 되고 체력이 빨리 회복되지만, 태음인이나 소양인 체질이 수술 후나 산후에 몸을 보한다고 흑염소를 먹으면 체중이 증가하는 경우가 많다. 따라서 다이어트 하는 사람 가운데 소음인 체질이 아니면 흑염소를 먹지 않는 것이 좋다.

  대체적으로 개소주나 흑염소의 약효는 3~6개월 정도 먹어야 효과가 난다. 따라서 몸이 약한 사람은 1년에 2~3차례 먹는 것이 좋고, 건강한 사람은 1년에 한 차례로 충분하다.

대체적으로 여름 보양식 중에 소음인에게 맞는 보양식이 많은데, 소음인은 몸이 차기 때문에 찬 음식을 많이 먹는 여름에 양기가 부족할 수 있기 때문이다. 또 대부분의 보양식이 양기 보강 음식이라 소음인에게 알맞다.

예전부터 기운이 약한 사람은 상처가 나도 잘 아물지 않는다고 한다. 그럴 때는 기운을 보강하는 약을 먼저 먹이곤 했다. 아니면 인삼 1뿌리를 달여서 먹이고 나면 아물지 않던 상처가 낫곤 했다. 오늘날에도 좀 뚱뚱한 사람이 수술 후에 빨리 회복되는 경우가 많다.

한약 가운데 '탁리소독음'이라는 처방은 기운이 약해서 상처가 아물지 않거나 염증이 낫지 않을 때 기운을 보강하는 약이다. 그런데 이 약은 항상 기운이 약할 때에 처방한다. 주된 약재는 금은화와 황기인데 술 50%, 물 50%를 붓고 달인다.

흑염소는 일반적으로 십전대보탕을 넣어서 달인다. 특별한 질병이 있으면 다른 한약재를 첨가하겠지만 생강, 마늘 정도만 넣고 달이는 경우도 있다. 단, 허리가 아픈 경우에는 흑염소에 두충이나 금모구척을 넣고 달이는 경우가 있는데 상당히 도움이 된다.

개소주와 흑염소는 성질이 뜨겁다. 물론 한약 가운데 보약은 대부분 성질이 뜨겁다. 그렇다보니 그 뜨거운 성질이 한꺼번에 모여서 더욱 강해진다. 성질이 차가운 약재는 뱃속에 들어가서 맞지 않으면 설사하면 그만이지만 성질이 뜨거운 약은 몸속에 들어가 그 영향이 심장이나 머리에 작용한다. 그런 만큼 효과가 있다면 다행이겠지만 불행하게 틀리다면 몸에 매우 나쁘다.

여름은 양기가 많은 계절이다. 그런데 양기만 많은 것이 아니라 뜨겁고 덥다. 몸이 약한 사람은 외부 환경의 영향을 건강한 사람보다 더 많이 받는다.

따라서 자연히 지나치게 차가운 음식을 많이 먹게 되는데, 소화기관이 약한 소음인 체질은 한여름이 되면 헉헉거리면서 음식을 제대로 먹지 못하고, 비록 먹었다고 해도 소화력이 떨어진다. 또 소음인들은 기름진 음식을 좋아하지 않는 이유 때문에 개소주, 삼계탕 같은 보양식을 먹어야 잘 견뎌 낼 수 있게 된다.

09 체질과 보양궁합 2
뱀탕과 추어탕

'뱀' 하면 생각나는 단어가 있는데, 바로 정력이다. 그만큼 남자들의 주된 관심은 항상 정력이라는 화두에 집착해 왔고 그 중심에 뱀은 빼놓을 수 없는 소재로 자리를 잡았다.

실제로 우리나라 남자들은 정력보양제로 수많은 돈을 들여 뱀탕을 사서 먹는다고 한다. 한두 사람이 아닌 수많은 사람들이 뱀을 정력에 좋은 식품으로 언급한 데는 그만큼 이유가 있는 법이다.

그것은 한국인뿐 아니라 우리와 가까운 중국인들에게도 똑같이 인식되어 왔다. 그래서 성서에 나오는 아담과 이브가 뱀에 속아서 선악과(사과)를 먹었다는 것을 빗대어 한 말이 바로 '아담과 이브가 중국인이었다면 아마 사과를 먹지 않고 뱀을 먹었을 것'이라는 우스갯소리가 있다.

뱀은 정력식품 아닌 식용

어떤 외국인은 한국에 와서 놀란 사실 중에 하나가 보양식으로 뱀탕을 먹는 것이었다고 한다. 필리핀에서도 중국인의 영향을 받아서 그런지, 확실치 않지만 뱀을 식용으로 사용하는 경우가 많이 있다.

필리핀 사람들은 뱀고기를 요리해서 안주로 먹는다거나 뱀 쓸개를 사용해서 술을 담가 먹는 등 식용의 예가 많다. 물론 북부 루손의 코르디예라 지역에서는 뱀이 사람의 액운을 막아준다고 믿는다거나 약으로 사용되는 예도 있다.

바귀오시에 가면 약초장수들이 뱀의 등뼈를 팔고 있는 것을 볼 수가 있다. 이 뱀의 등뼈는 암을 예방하거나 벼락으로부터 사람을 보호해준다고 한다. 또 뱀의 쓸개는 기관지 천식을 치료하는 약으로 팔리고 있다.

뱀탕은 대체적으로 피부질환, 기운 소통이 잘 안 되어 나타나는 저린 느낌, 중풍증후군, 뼈마디가 아플 때 사용하면 효과적이다. 정력 보강을 위해서 먹는 것은 제대로 된 정보가 아닌 것이다.

뱀은 개소주나 흑염소처럼 성질이 강하지 않기 때문에 특별히 체질적으로 부작용이 심하게 일어나지 않는다. 단, 기운이 약한 경우에는 좋지 않으므로 피하는 게 좋다.

옛말에 "뱀을 잘못 먹으면 피부가 뱀처럼 된다"는 말이 있다. 하지만 그 말은 전혀 근거가 없는 말이다. 오히려 피부가 나쁜 사람이 먹으면 도움이 되는 게 뱀이다.

주위에 아는 사람이 어떤 농장에서 개발했다고 하는데, 뱀닭이라고 해서 뱀을 사료로 먹인 닭을 일반 닭보다 10배 정도 높은 가격에 팔고 있다는 이야기를 한 적이 있었다. 그러면서 뱀과 닭을 먹는 두 가지 효과를 누릴 수 있는지 물어본 적이 있었다.

그러나 닭과 뱀의 작용은 서로 다르다. 그렇기 때문에 각자의 증상과 체질에 따라 적절히 사용하는 게 좋다. 두 가지를 합쳤다고 더 좋은 건 아니라는 말이다.

침윤형 폐결핵 환자 103명에게 2개월 동안 뱀탕을 먹였더니 엑스선 검사상 호전율이 75.7%로 높게 나타났다는 보고도 있다. 또 만성 기관지염에도 효과를 나타냈으며, 만성 간염 환자들의 피로회복에도 도움을 주는 것으로 밝혀졌다.

특히 몸이 차고 쉽게 피로를 느끼는 사람에게 효과가 있었다. 이는 뱀탕이 신경과 뇌하수체, 부신피질계의 기능을 자극하기 때문인 것으로 밝혀졌다. 이로써 뱀은 보혈강장제임이 확인되어 허약체질, 어린이 영양부족 등에 사용한다.

또 신경통, 관절염 등의 노인성 질환에서 몸을 보해주는 효과가 있고, 풍을 없애거나 경락을 잘 통하게 하는 데도 효능을 발휘한다.

민간에서는 남성의 양기부족에 사용하는데, 경우에 따라서는 좋은 효과를 보기도 한다. 주로 겨울잠을 자기 전인 늦가을에 잡는 것이 약효가 뛰어나다.

**변비나 열 심하면
뱀 해로워**

뱀을 약용으로 사용할 때 가장 많이 이용하는 방법은 뱀탕을 끓여 먹는 것으로, 그 약효는 금세 나타난다. 이것 말고는 구렁이를 그대로 술에 담가 3개월이 지난 다음에 먹기도 한다. 혹은 말린 가루를 하루에 약 40g씩 달여서 먹기도 한다.

말린 뱀가루를 그대로 먹을 때는 하루에 3번씩 2~5g씩 따뜻한 물로 먹는다. 단, 열이 많아 물을 많이 마시는 경우나, 변비가 심한 사람은 복용을 금하는 것이 좋다.

주요 성분은 단백질, 지방, 당류, 휘발 성분이 들어있다. 살모사의 휘발 성분 중에는 파르타닌산, 카르린산, 아우로이산 등이 포함되어 있고, 줄무늬뱀의 마른 가루 속에는 비타민 A · B가 들어있다.

뱀의 성질은 따뜻하고 맛은 약간 맵다. 그래서 뱀의 종류에 따라 소음인의 이질이나 한센씨병 등에 사용된다.

또한 독이 있어 태음인이나 소양인이 복용하면, 안으로 습열(濕熱)이 생겨 위장 장애를 가져온다. 그래서 한의학에서도 옛날부터 그 해로움을 지적하고 있다. 따라서 소음인일지라도 병이 없어 기운이 강하고 맥이 빠른 사람은 먹지 않는 것이 좋다.

**추어탕은
스태미나 식품**

추어탕은 뱀탕과 마찬가지로 보양식으로 좋지만 스태미나 식으로 더 좋다고들 한다. 스태미나 식은 보양식과 의미가 같다. 남성들의 성능력에 대한 콤플렉스는 여성들의 날씬한 몸매에 대한 것과 같은 수준이다. 어차피 세상은 일률적으로 평등하지는 않다. 그것이 바로 평등인지도 모르는 일이다.

추어탕도 양기가 부족한 사람이 먹으면 좋다. 그러나 음기가 부족한 사람은 오리탕과 같은 음식을 먹는 것이 바람직하다.

미꾸라지를 한자로 쓰면 추어(鰍魚)인데, 물고기 어(魚)자에 가을 추(秋)가 따라 붙어 계절적으로는 결실과 풍요로 넉넉한 가을에 먹어야 제 맛이 난다. 추어탕에 관한 기록은 송나라 사신의 기행문인 《고려도경》에 나오고, 조선조 공식 기록엔 잘 보이질 않는데 아마도 서민 취향의 음식이었기 때문인 것 같다.

추어탕은 주변에서 흔히 구할 수 있는 된장과 풋고추만 있어도 냇가에서 즉석요리가 가능하므로 서민에게 오랫동안 사랑받아온 이유가 분명해진다. 그래서인지 전국 어디서나 추어탕은 특유의 맛과 조리법을 조금씩 달리하고 있고 특히 남도 산간지방의 것이 유명하다.

참고로 생강과 산초가루, 장에 박은 고추를 꼭 곁들여야 제 맛이 나는데, 말 잘하는 어느 입담 좋은 사람은 이를 두고 남자들 양기에 좋다고 호들갑을 떤다.

《동의보감》에는 "속을 보하고 설사를 멎게 한다", "기(氣)를 도와주고 술을 깨게 하며 당뇨병을 다스리고 위를 따뜻하게 한다"고 실려 있다.

추어탕은 거의 모든 사람에게 이로우나 사상체질의학적 관점으로 본다면 소음인에게 가장 이로운 가을철 영양식, 질병 후의 회복식이라 말할 수 있다. 소음인은 몸이 차고 기운이 약해서 입이 짧고 소화장애를 자주 호소하는 경우가 많다. 이러한 체질의 소유자에게 추어탕은 소화부담을 주지 않으면서 입맛을 돋우고, 마른 체형을 살찌우게 해주니 자주 먹을 것을 권할 만한 음식이다.

한의학은 기본적으로 약식동원(藥食同源 : 약물과 음식은 그 근원이 같다)의 입장에 있다. 다만 음식이 약물에 비해 기운이 어느 한쪽으로 치우침이 적어서 인체에 약물처럼 강렬하게 작용하지 않을 뿐이지 근본에서는 음식이나 약물이 다를 것이 없다고 본다. 따라서 질병의 예방과 치료에 평소 먹는 음식을 약물 못지않게 중요시한다.

서양의학에서도 질병에 따라 식이요법을 대단히 중시하는 경우가 있지만, 이는 어디까지나 영양성분이나 칼로리를 따지는 영양학적인 관점에서 접근하는 것이다. 그러나 한의학에서는 이러한 질병에 따른 영양학적인 관점보다는 체질과 병증의 한열허실(寒熱虛實)에 따른 음식의 음양한열(陰陽寒熱)을 주로 따진다.

10 체질과 보양궁합 3
삼계탕과 오리탕

삼계탕은 여름에 즐겨먹는 음식이지만 들어가는 재료로 볼 때 아무나 먹는 음식이기보다는 오히려 약에 가깝다고 할 수 있다. 이러한 삼계탕도 어느 누구에게나 전부 다 맞는 것은 아니다.

삼계탕이 안 맞는 사람으로는 몸에 열이 많은 사람, 눈이 붉게 충혈되는 사람, 변비가 자주 생기는 사람, 찬물을 즐겨 먹는 사람, 화를 쉽게 내는 사람, 마르고 얼굴이 검은 사람들이다. 이런 사람들이 삼계탕을 자주 먹게 되면 풍기를 동하게 한다고 한다.

양기를 보해주는 삼계탕

삼계탕에 들어가는 약재는 인삼, 닭과 찹쌀이 주된 재료이고 황기, 대추, 마늘, 생강, 밤 등이 조금씩 부재료로 들어간다.

인삼은 원기를 보하고 갈증을 없애는 대표적인 보기약으로 성질이 따뜻하다. 간혹 인삼 대신 미삼이라 해 가는 뿌리를 쓰는 경우가 있는데, 삼계탕에는 적당하지 않다.

황기는 땀이 많이 흐르는 것을 그치게 하고 종기에서 고름을 빼 새살이 빨리 자라게 하며 기를 보강하고 소화기를 튼튼하게 하는 작용이 있어 모든 허증에 사용할 수 있는 좋은 약물이다. 강원도 영월산을 최고로 치는데 뿌리가 굵으면 굵을수록 효능이 우수하다.

대추는 기운을 보하고 비위 기능을 도우며 마음을 편안하게 하는 작용이 있다. 그러나 몸이 비만하고 살이 물렁물렁하고 살결이 흰 사람이나, 어린이에게 장복을 시키면 부작용이 올 수 있으므로 주의를 요한다. 마늘은 대산(大蒜)이라 하여 소화기능을 돕고 해독작용이 있으며 종기를 없애는 효능이 있다.

삼계탕은 따뜻한 성질을 지닌 식품으로 기를 보충하고 소화기를 따뜻하게 하는 작용이 강한 음식이다. 따라서 삼계탕은 소음인에게 좋은 음식이다. 원래 양기가 약하고 기운이 부족한 소음인 체질의 양기를 보할 목적으로 만들어진 음식이기도 하다.

특히 이질이 있어서 설사를 자주하고, 학질이 있어서 추웠다 더웠다 하면서 기운이 약한 사람에게 귀신처럼 효과가 있는 음식도 바로 삼계탕이다. 선천적으로 비장과 위가 약하여 식욕이 없고 기운이 나른하고 진땀이 나면서 아랫배가 아플 때도 삼계탕을 꾸준히 먹으면 증상이 호전되기도 한다.

닭도 음양이 있다. 그래서 양기가 많은 영계를 약으로 쓰는 경우도 있고,

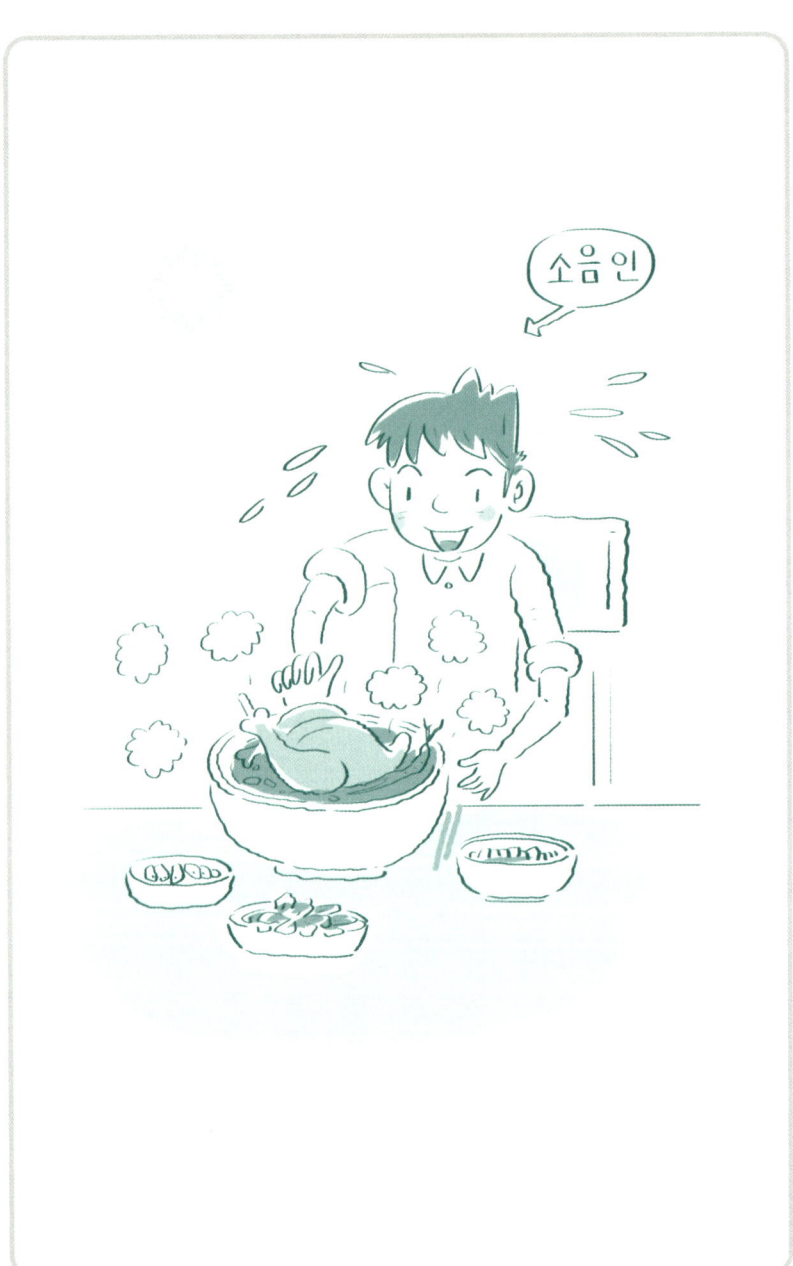

늙은 씨암탉을 쓰는 경우도 있는 것이다. 늙을수록 양기가 줄어든다는 주장과 양기만 남고 음기는 줄어든다는 주장이 있는데 아직 정설은 없다.

만약 삼계탕을 좋아하는데, 체질과 맞지 않는다 할 때는 닭백숙을 먹으면 좋다. 인삼 대신 황기를 넣고 끓여서 먹으면 보약이 되는 것이다. 앞에서도 언급했듯 삼계탕은 양기가 약하고 기운이 부족한 소음인 체질의 양기를 보할 목적으로 만들어진 음식이다. 여름철에는 덥기 때문에 차고 시원한 음식을 자주 먹게 된다. 그렇다보니 자연히 몸속의 양기가 약해지기 쉽다.

특히 하지 때 지구가 태양에 가장 가까이 다가간 날로부터 세 번째 경(庚)자가 들어간 날을 초복, 초복 10일 후를 중복, 입추로부터 첫 번째 경이 들어간 날을 말복이라고 했다. 복날에는 날씨가 무덥고 땀을 많이 흘리기 때문에 양기가 약해지고 몸이 허약해지기 쉽다. 그래서 식욕을 강화하고, 액을 물리친다는 의미에서 삼계탕이나 보신탕처럼 양기를 보해주는 음식을 먹어왔던 것이다.

이제마가 쓴 《동의수세보원》이라는 책에 보면 삼계탕을 약으로 사용했었다.

이제마는 "삼계탕을 약으로 사용할 때는 인삼 37.5g, 계피 3.75g에 닭 한 마리를 넣고 진하게 달여서 먹는다. 맛을 돋우기 위해 후춧가루와 꿀을 타서 먹어도 좋다. 이 처방은 옛날부터 전해 내려오던 것인데 이질이 있어서 설사를 자주하고, 학질이 있어서 추웠다 더웠다 하면서 기운이 약한 사람에게 귀신처럼 효과가 좋다. 한 번은 오래된 학질을 치료했는데 먼저 대변을 잘 나가게 한 다음에 삼계탕을 3일 동안 계속해서 먹였더니 꽤 효과가 있었다"고 쓰고 있다.

삼계탕은 인삼과 닭고기가 주된 재료다. 그래서 이 두 가지를 뺀다면 아무런 의미가 없다. 다른 약재를 넣는다면 이미 삼계탕이 아닌 것이다.

오리탕은 살이 찌지 않는 소양인에게 적합

여름에 많이 먹는 보양식 중에 삼계탕 다음으로 많이 먹는 음식이 오리탕이다. 그러나 자세히 알아보면 오리는 보양식이 아니라 보음식이다. 오리고기는 성질이 서늘해서 음기를 보강하는 음식이다. 그래서 몸에 열이 많으면서 허약한 사람에게는 보약이 된다.

임상적으로도 몸에 열이 많은 사람의 소변이 잘 나가지 않고, 소변량이 적으면서 아픈 것을 치료하고, 음식을 많이 먹는데도 살이 찌지 않는 소양인에게 적합한 음식이 바로 오리탕이다.

한방에서 많이 쓰는 말 중에 양기나 음기가 부족하다는 말이 있다. 그래서인지 자신이 양기가 부족한지, 음기가 부족한지 어떻게 느낄 수 있느냐고 물어보는 사람들이 있다.

양기가 부족할 때 나타나는 증상은 땀을 많이 흘린다. 또한 쉽게 피로하고 잠이 많은 경우다. 단, 태음인은 땀을 많이 흘리면 기분이 좋아지는 체질이라 예외다. 또 음기가 부족할 때는 대소변에 문제가 있고, 불면증에 시달릴 때도 음기가 부족한 경우다.

《동의보감》에는 "오리고기는 자음(滋陰 : 음기를 북돋워준다)하고 양위(養胃 : 위의 기능을 길러준다)하는 효능이 있다"고 실려 있다. 또 오리고기는 소변을 잘 통하게 하고 부종을 제거해준다.

　요즈음에는 오리고기에 대한 인식과 기호도가 높아져 성인과 어린이들에게 상당히 인기가 있는 식품이다. 오리탕은 이 오리고기를 각종 한약재와 함께 끓여 양념을 해 먹는 것이다.

　오리고기는 맛은 달고 성질은 평하다. 폐경, 신경에 작용하는데, 특히 음을 보하고 위를 도와주며 소변을 잘 누게 하고 열이 후끈거릴 때, 기침, 폐결핵, 붓는 증상에 효과적이다.

　오리는 체내에 축적되지 않는 불포화지방산 함량이 45%로 쇠고기, 돼지고기, 닭고기보다 월등히 높고 필수아미노산과 각종 비타민이 풍부하며 중요한 광물질 공급원이기 때문에 훌륭한 보신제가 된다.

　또 인체에 필요한 지방산인 리놀산이나 리노레인산을 함유하여 콜레스테롤 형성을 억제하지만 성질이 차갑기 때문에 몸이 차가운 소음인 체질은 적게 먹거나 유황오리를 먹는 것이 좋고, 몸에 열이 많은 소양인은 즐겨 먹을수록 좋다.

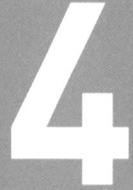

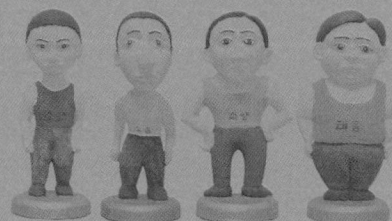

Part 4

태양인은 폐의 기능이 좋고 간의 기능이 약하며, 소변이 잘 나오면 건강한 상태다. 태음인은 간의 기능이 좋고 폐, 심장, 대장, 피부의 기능이 약하며, 땀이 잘 나오면 건강한 상태다. 소양인은 비위의 기능이 좋고 신장의 기능이 약하며, 대변이 잘 나오면 건강한 상태다. 소음인은 신장기능이 좋고 비위기능이 약하며, 소화가 잘 되면 건강한 상태다.

체질과
건강

> 소음인은 소화가 쉽고 따뜻한 성질의 음식이 적합하다.
> 소양인은 맵고 따뜻한 음식을 좋아하지 않기 때문에
> 비교적 싱싱하고 찬 음식, 야채류, 해물류가 적합하다.
> 태음인은 식성이 좋고 음식을 잘 먹는 체질이므로
> 동식물성 단백질이나 칼로리가 높은 음식이 적합하다.
> 태양인은 음기를 보충하는 음식이 좋다.

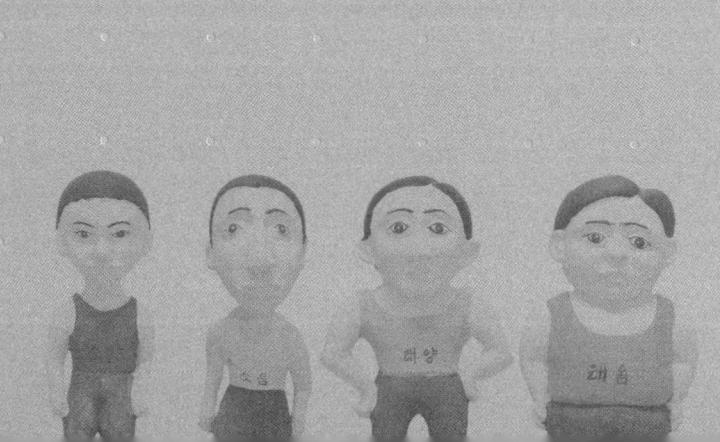

01 체질에 따른 질환

평소 건강할 때의 생리적 조건이 체질마다 다르고, 질병에 걸렸을 때에도 체질마다 독특한 증상을 보인다. 몸속의 균형이 깨졌을 때 병이 생긴다는 일반 한의학과는 달리, 사상의학에서는 인체는 원래 불균형하기 때문에 몸속의 균형을 찾기 위해 인위적인 노력이 필요하다고 주장한다.

또한 같은 증상이라도 어떤 체질에서는 병의 징표가 되고, 다른 체질에서는 건강의 징표가 된다. 그리고 질병에 따라서는 특정 체질에만 나타나는 병이 있는데, 이것을 체질병증이라 한다.

사상의학에서는 다음과 같이 완실무병, 대병, 중병 등 3가지로 분류하고 있다.

'완실무병(完實無病)'은 건강함을 뜻하는데, 건강의 조건을 완실무병 조건이라 한다. 체질마다 완실무병의 조건은 각각 다르다고 본다. '대병(大

病'은 큰 병이란 뜻이 아니고, 체질적으로 나타나는 보통 정도의 병으로 아직은 중병이 아닌 것을 가리킨다. '중병(重病)'은 체질에 따라서 고유하게 나타나는 병증으로 치명적이거나 치료하기 힘든 병을 뜻한다.

태양인의 경우 소변이 잘 나오다가 어느 날 갑자기 잘 나오지 않으면 어딘가 이상한 것이다. 또 맵고 뜨거운 음식이나 지방질이 많은 음식을 먹으면, 식도나 위장 부위에 병이 올 수 있다. 하체가 원래 허약하여 서 있거나 걷는 것을 싫어하는데, 그렇게 하체를 운동시키지 않고 그냥 내버려두면 하체에 병이 오기 쉽다.

태양인은 선천적으로 폐의 기능이 강하면서 간의 기능이 약하다. 완실무병은 소변 보는 양이 많고 잘 나오면 건강하다. 실제로 태양인은 평소 소변이 잘 나오지만, 몸이 불편하면 소변 보기가 불편해진다.

또 대병은 8~9일 동안 변비가 계속되면서 침이나 거품이 입속에 자주 고이게 된다. 이때는 반드시 치료를 받아야 한다.

중병은 열격증, 반위증, 해역증인데 태양인의 체질에 특이하게 나타나는 병증이다. 이런 증세는 병이 커지기 전에는 잘 나타나지 않으므로 평소 건강한 사람처럼 보인다. 중병의 3가지 병증 내용은 다음과 같다.

열격증은 음식물을 삼키기 어렵고 삼켰다 해도 위에까지 내려가지 못해 바로 토하게 되는 증상이다. 이때 식도 부위에서 서늘한 바람이 나오는 것처럼 느껴진다. 그러나 심한 열이 있거나 배가 아프면서 배에서 끓는 소리가 나는 경우, 설사와 이질 등의 증상이 나타나는 경우에는 태양인의 열격증이 아니다.

반위증은 음식물을 먹으면 명치 아래가 그득하고 일정 시간이 지나면 토하게 되는 증상이다. 해역증은 온몸이 나른하고 힘이 없어서 움직이기를 싫어하고, 다리에 힘이 없어서 오랫동안 걷지를 못하고 몸이 여위는 증상이다.

태양인은 하체를 튼실하게 하라

태양인은 대변이 순조롭게 나오는 것이 최고다. 그러므로 대변의 덩어리가 크고 양이 많으면 일단 건강하다고 봐도 좋을 듯싶다. 소변도 양이 많고 자주 보면 건강하고, 얼굴빛은 희면 좋고 검으면 좋지 않다는 증거다. 얼굴색이 검다는 것은 간기능이 악화되었음을 나타내기 때문이다.

건강한 태양인의 몸집은 말라야 좋고 살이 찌면 좋지 않다. 일반적으로 태양인 남성은 방광염에 쉽게 걸리고, 태양인 여성은 안면부종이나 안면근육무력증에 많이 걸린다.

또 남성과 여성 모두 우울증이나 신경쇠약, 간질환, 소화불량, 식도협착, 상기(上氣), 하지무력, 눈병 등에 걸리기 쉬우니 유의해야 한다.

태음인은 땀을 잘 배출시켜라

태음인은 간의 기능이 좋고 폐, 심장, 대장, 피부의 기능이 약하다. 완실무병은 땀구멍이 잘 통하여 땀이 시원하게 나오는 상태이다. 평소에 땀이 많아 조금만 몸을 움직여도 땀을 흘리는데, 땀을 쏟고 나면 상쾌해진다.

대병은 피부와 근육이 야무지고 단단하면서 땀이 잘 나오지 않는 증상을 말한다. 땀이 잘 나오지 않으면 곧 다른 증상을 동반하여 병이 진행되므로 서둘러 치료해야 한다.

중병은 설사병이 생겨 소장 부위가 꽉 막혀서 마치 안개가 낀 것처럼 답답함을 느끼게 된다. 태음인은 호흡기와 순환기 기능이 약해 이에 관련된 심장병, 고혈압, 중풍, 기관지염, 천식 등에 걸리기 쉽다. 또 습진, 두드러기와 같은 피부질환이나 대장염, 치질, 우울증 등도 유의해야 할 질병으로 꼽힌다.

태음인은 식사를 많이 하는 것에 비해 활동이 적어 비만한 사람들이 많다. 그래서 변비가 생기기 쉽다. 때문에 항상 부지런히 운동하고 적극적으로 행동해서 비만해지지 않게 하고 변비를 막는 식습관을 길러야 한다. 변비는 태음인에게 흔히 오지만 그다지 대수롭지 않은 증상이다.

그러나 설사병이 생겨 소장 부위가 꽉 막혀서 답답함이 느껴지면 중병이니 유의해야 한다. 얼굴빛으로도 병의 경중을 판단할 수 있는데, 태음인의 얼굴빛이 푸르고 희면 조열(燥熱)이 많지 않은 것이며 얼굴빛이 누르거나 검붉으면 간에 조열이 있고 폐가 건조한 것이다. 이럴 때는 땀을 흘리게 하는 것이 치료의 한 방법이다.

태음인은 피로한 경우에 눈동자가 흐릿하거나 눈동자가 아픈 경우가 있고, 머리가 아프면서 가슴이 답답해지고 열이 달아오르는 경우가 많다.

소양인은 배변에 유의하라

소양인은 비위(췌장과 위장)의 기능이 좋고 신장의 기능이 약하다. 완실무병은 대변이 잘 통하는 상태로, 평소엔 대변을 순조롭게 보지만 몸이 불편하면 변비가 생긴다. 실제로 소양인은 하루라도 대변을 보지 못하면 몸이 찌뿌드드해지는데 어떤 병이라도 대변을 보지 못하는 상태는 가벼운 상태를 넘어섰다고 봐야 한다.

더욱이 병의 진전도 빠르므로 대변이 통하지 않으면 다른 증상을 볼 것도 없이 즉시 치료책을 강구해야 한다. 대개 소양인은 대변을 2~3일만 보지 못해도 가슴이 답답하고 고통스러워한다.

소양인은 비위에 열이 많은데도 음식을 조심하지 않는 관계로 위염이나 위궤양에 자주 걸리며, 신장과 방광기능이 약해서 방광이나 신장 등 배설기관에 질병이 오기 쉽다.

또 신장의 영향력에 속하는 허리와 다리가 약해서 척추나 관절 등에 이상이 생겨 요통으로 고생하는 수가 있다. 몸에 열이 많기 때문에 여름을 잘 타고, 체질에 맞지 않는 음식을 먹으면 피부에 발진이 돋는 경우가 종종 있다.

소양인은 병이 오는 것도 빠르고 치료되는 것도 빨라 급성화하기 쉬운 대신, 낫기 시작하면 그 속도 또한 빠르다. 또 대부분의 병증이 화(火)와 열(熱)이 많아 발생한 것이어서 피부에 변화가 잘 나타나고, 피부질환에 자주 걸린다. 몸이 나쁘거나 생리불순만 있어도 얼굴에 뾰루지나 여드름이 나오는데, 그런 만큼 매운 음식을 주의해야 한다.

소양인의 질병은 변화가 빠르므로 초기 병이라도 가볍게 생각하지 않아야 한다. 특히 두통이나 변비가 동반되면 유의해야 한다. 코피가 나거나 침이나 가래에 피가 섞이면 일단 큰 병으로 보고 즉시 한의원으로 가야 한다.

또한 입 안에 차가운 침이 자꾸 괴는 것도 좋지 않은 증상이다. 한편 소양인의 병 치료에서 손바닥, 발바닥에 땀이 나면 병이 나을 가능성이 많다는 것으로 간주해도 좋다.

소음인은
잘 먹어야 좋다

소음인은 신장기능이 좋고 비위기능이 약하다. 완실무병은 비위의 기운이 약하지만, 비위가 제대로 움직여 음식소화가 잘 되는 상태. 따라서 배가 고픈데도 먹고 싶은 생각이 나지 않거나 음식을 먹어도 가슴이 그득하면 어딘가 문제가 있다는 표시다.

특히 소음인이 자꾸 땀을 흘리면 이미 질병에 걸렸다는 징표이며, 태음인과 달리 허한 땀이 나오면 병이 이미 진행 중이므로 서둘러 치료해야 한다.

소음인 가운데 설사가 멎지 않으면서 아랫배가 얼음장같이 차가운 경우에는 위중한 증상으로 봐야 한다. 소음인에게는 허약한 비위 때문에 생기는 병이 많은데, 평생 위장병으로 고생하는 사람도 소음인에 많다. 그러나 다른 병이 있더라도 음식을 먹고 나서 소화만 잘 되면 잘 낫게 되므로 크게 염려하지 않아도 된다.

소음인이 질병에 걸려 있더라도 좋은 증상이 2가지가 있는데, 하나는 인중(人中)에 땀이 나는 것이고 다른 하나는 물을 마시는 경우다. 물을 마실 수 있다는 것은 비위에 양기(陽氣)가 회복되고 있다는 것을 뜻하기 때문이다.

한편 소음인 질병에 2가지 나쁜 증상이 있는데, 하나는 열이 나면서 땀을 흘리는 것이고, 다른 하나는 맑은 물 같은 설사를 하는 것이다. 한의학에서는 소음인의 생리, 병리에 대해서 가장 많이 알려져 있고 좋은 처방들이 많이 제시되어 있어서 치료가 용이하다. 《동의보감》에 나오는 대부분의 처방도 소음인에게 잘 맞게 이루어져 있다.

따라서 소음인은 기존의 처방만으로도 대부분의 병을 치료할 수 있다. 반면에 나머지 소양인, 태음인과 태양인의 질병은 사상의학 처방으로 치료하면 보다 효과적이다.

02 체질과 다이어트궁합

　누구나 한 번쯤은 다이어트를 해본 경험이 있을 것이다. 과일 다이어트, 고기 다이어트 등 이번만큼은 제대로 살을 빼야지 하면서 갖가지 생소한 다이어트를 한 번쯤은 해보았을 것이다.

　옛날에야 먹는 게 귀했다지만 먹는 게 흔하고 종류도 많은 요즘은 자연히 살이 찌게 된다. 그리고 제대로 된 체형관리가 없으면 먹은 만큼 다 살로 변한다. 그렇다 보니 다이어트 프로그램, 다이어트 식품 등이 범람하고, 사람들은 살을 빼는 데 신경을 쓰고 관심을 가진다.

　하지만 어느 사람이 다이어트에 성공했다고 해서 그 다이어트 방법이 모든 사람에게 다 효과적이진 않다. 다이어트를 하는 사람의 노력이 부족한 것도 있지만 그 사람의 체질에 맞지 않는 다이어트 방법이기 때문이기도 하다.

필자가 직접 3개월 이상 비만 치료를 했었던 453명을 대상으로 사상체질을 구별한 결과 태음인 53.2%, 소음인 28.5%, 소양인 18.3%의 순이었다. 그런 만큼 자기 체질의 특성을 잘 알고 있다면 분명 다이어트는 성공할 수 있다. 그 예로 각 체질에 해당하는 사람들의 사례를 들어본다.

소음인은 소화기가 약한 체질

먼저 소음인에 대해 이야기 해보자. 카드회사 텔레마케터로 일하는 27세의 K양 체형은 머리가 작고, 어깨가 좁은 편이어서 자연히 그 아래 공간도 좁으며 사지가 약한 편이었다.

다시 말해 가슴이 빈약한 반면 허리는 가늘어 몸매가 날씬하고 복부에는 살이 말라 있어 뱃가죽이 얇으므로 목소리가 부드러운 사람들이 많은 게 소음인의 특징이다.

또한 내부 장기구조는 소화기가 약한 대신에 비뇨생식기가 강한 신체적 특징을 가진다. 소음인의 얼굴 모습과 말하는 기운은 그 몸의 생긴 바대로 자연스럽고 성품도 까다롭지 않고 아기자기한 면이 있다.

K양을 비롯한 소음인은 보통 이렇게 말한다.

"성격상 신경이 예민하고 소화기가 약해요. 활동력이 부족하여 잘 움직이지 않거든요. 그래서 그런지 오히려 살이 찌기 쉬워요. 살이 찐다면 엉덩이를 중심으로 살이 찌고, 허리가 굵어질 때는 배가 앞으로 나오는 경우가 많죠. 지금 제 상태가 그래요."

K양은 소화기가 약한 체질이므로 다이어트 시에는 소화기관의 대사기

능을 좋게 하는 방법을 이용해야 한다. 즉, 무리한 단식이나 소화에 부담을 주는 방법은 절대 금물이다. 또한 땀을 흘리면 다른 체질에 비해 피로를 훨씬 더 느끼므로 사우나에서 땀을 흘리는 방법의 다이어트는 상당히 위험하다.

식이요법은 비위가 약하여 소화장애가 오기 쉬운 체질이므로 비교적 소화가 쉽고 따뜻한 성질의 음식이 적합하다. 또한 음식을 만들 때 기름을 많이 넣거나 밋밋하게 하지 말고 자극성과 방향성이 있는 조미료를 적당히 사용하면 소음인의 부족한 식욕을 북돋아 주고 소화에도 도움이 된다.

소음인에게 이로운 음식 중 곡류에는 좁쌀, 찹쌀, 차조, 감자가 있으며, 과일에는 대추, 복숭아, 토마토가 있다. 채소에는 양배추, 미나리, 쑥갓, 냉이, 파, 마늘, 생강, 고추, 겨자, 후추, 카레, 양파, 아욱, 부추가 있다. 육류에는 닭고기, 개고기, 염소고기, 꿩고기가 있으며 해물에는 명태, 조기, 갈치, 도미, 멸치, 미꾸라지가 있다.

소양인은 일단
찌면 안 빠져

소양인은 소화기관이 강하면서 비뇨생식 기능은 약한 신체적 특징을 가진 체질이다. 체형은 상체가 발달하여 가슴이 충실하므로 가슴둘레를 싸고 있는 형세가 실한 반면 하체는 가늘고 긴 경우가 많다. 상체의 발육이 좋아 가슴이 넓고 잘 발달되어 있으며 하체가 약하여 엉덩이가 좁고 하지가 가늘다.

소양인은 상당히 활동적이어서 살이 찌는 경우가 많지는 않으나 살이 찐

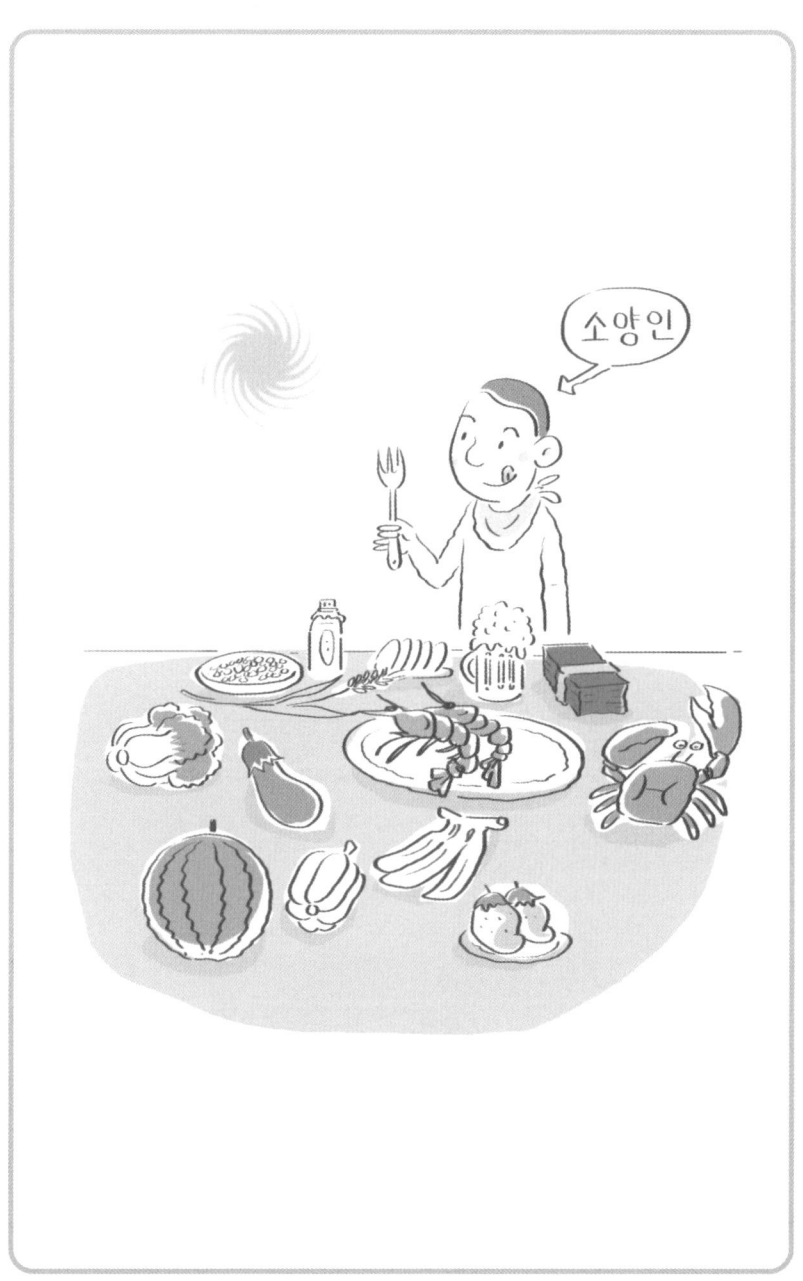

다면 전신에 살이 찌는 편이다. 보통 살결이 매끈거리고 근육이 단단해서 한번 살이 찌면 잘 빠지지 않게 된다. 간혹 허벅지에 살이 많아서 고민하는 경우도 있고, 유방이 작은 경우도 있으며, 살이 찌고 나서 건강이 나빠지는 경우가 많다.

소양인은 비위에 열이 많은 체질이므로 맵고 따뜻한 음식을 좋아하지 않는다. 비교적 싱싱하고 찬 음식, 야채류, 해물류가 적합하다. 또한 음허하기 쉬운 체질이므로 보음하는 음식이 좋다.

소양인에게 이로운 음식 중 곡류에는 보리, 팥, 녹두, 참깨, 참기름이 있으며, 육류에는 돼지고기, 계란, 오리고기가 있다. 해물에는 생굴, 해삼, 멍게, 전복, 새우, 게, 가재, 복어, 자라, 가물치가 있으며 미역, 다시마, 김, 해조류가 있다.

채소에는 배추, 오이, 가지, 상추, 우엉, 죽순, 씀바귀, 질경이가 있고 과일에는 수박, 참외, 딸기, 산딸기, 바나나, 파인애플이 있다. 또한 소양인에게는 생맥주나 빙과류도 좋다.

태음인은 배와 허리에 군살

태음인은 소화흡수 기능이 강한 반면 호흡기와 심장기능이 약한 신체적 특징을 가지고 있다. 태음인의 얼굴 모습과 말하는 기운은 위엄이 있고 잘 가다듬으며 공명정대하다. 체형과 몸가짐은 허리 부위의 형세가 성장하여 서 있는 자세가 듬직하고 충실한 반면 목덜미의 기세가 약한 편이다.

태음인은 보통 키가 크고 체격이 좋은 편이며 골격 또한 의젓한 편이다. 머리도 큰 편이고 얼굴도 큰 편이다. 식성이 좋고 음식을 잘 먹는 관계로 가장 쉽게 살이 찌는 체질인데, 배와 허리에 살이 쪄 비대해지기 쉽다.

또한 허리가 굵어지고 배가 잘 나오는 편이며 전체적으로 몸통이 충실한 편이다. 땀을 순조롭게 흘려야 건강한 체질이므로 다이어트 시에도 땀을 흘리는 방법, 즉 운동이나 사우나 등의 방법을 사용하는 것이 효과적이다.

태음인은 비교적 키가 크면서 몸통이 크기 때문에 한국 사람이 가장 호감을 갖는 편이고, 위장기능이 좋아서 식성이 좋고 음식을 잘 먹는 체질이므로 동식물성 단백질이나 칼로리가 높은 음식으로 식이요법을 하면서 많이 움직이는 것이 좋다.

태음인에게 이로운 음식 중 곡류에는 밀, 밀가루, 콩, 율무, 기장, 수수, 옥수수, 고구마가 있고, 땅콩, 들깨, 설탕, 현미, 두부가 있으며, 육류에는 쇠고기, 우유, 치즈, 버터가 있다.

해물에는 민어, 청어, 뱀장어, 고등어가 있고, 채소에는 무, 당근, 도라지, 더덕, 연근, 마, 버섯, 토란, 콩나물이 있다. 과일에는 밤, 잣, 호두, 은행, 배, 살구, 매실이 있다.

태양인은 대체로 몸이 마르다

태양인은 호흡기가 강한 대신에 소화흡수 기능이 약한 신체적 특징을 가지고 있다. 4가지 체질 가운데 비율이 가장 낮아 찾아보기 힘든 체질 유형이 바로 태양인이다. 기운을 밖으로 뿜어주는 폐의 기운이 강하고 안으로 흡수하는 간의 기능이 약하다. 그러므로 대체로 몸이 마른 편이고, 폐가 크기 때문에 가슴 윗부분이 발달하였고 목 뒷덜미의 기세가 장성한 편이다.

또한 체구가 마르고 단정한 편이나 상체에 비하여 하체, 즉 허리 아래 부분이 약한 편이다. 살집이 비후하지 않고 허리가 가늘며 엉덩이가 작고 다리가 가는 것이 태양인의 특성이라 하겠다.

태양인은 기운이 맑고 평이하며 담백해 간 기능을 보강하면서 음기를 보충하는 음식이 좋다. 비교적 성질이 더운 음식보다는 서느렇고 익히지 않은 신선한 음식이 좋다. 특히 담백하고 지방질이 적은 해물류나 야채류가 좋으므로 그에 알맞은 것을 선택해서 식이를 조절하면 효과적이다.

태양인에게 이로운 음식 중 곡류에는 메밀이 있으며, 해물에는 새우, 조개류, 게, 해삼, 붕어, 낙지, 문어, 오징어가 있다. 채소에는 순채나물, 솔잎이 있고, 과일에는 포도, 머루, 다래, 감, 앵두, 모과, 송홧가루가 있다.

부부가 다른 체질이면 식단도 달라

만약 부인이 소음인이고 남편이 소양인이라면, 식단을 어떻게 짜야 다이어트에 성공할 수 있을까.

소음인은 소화기관이 약하기 때문에 차가운 음식이나 성질이 차가운 음식은 좋지 않다. 그래서 다이어트에 좋은 음식으로 찹쌀이나 차조, 복숭아, 대추, 삼계탕, 카레, 멸치를 꼽는다. 하지만 냉면, 참외, 수박, 생맥주, 보리밥, 돼지고기, 오징어, 밀가루는 좋지 않은데, 특히 라면은 좋지 않다.

그런데 소양인은 반대로 몸에 열이 많아서 데우거나 익히는 식으로 불의 힘을 이용한 조리법은 피해야 한다. 소음인이 피해야 할 음식인 수박, 참외, 바나나, 돼지고기, 보리밥이 소양인에게는 오히려 좋다. 그리고 소음인에게 좋은 꿀과 인삼은 피하는 것이 좋다.

원래 양인과 음인의 체질은 많이 다르다. 하지만 다른 성격끼리 만나서 부부로 사는 것인데도 궁합은 더할 나위 없이 좋다. 그러므로 이런 부부가 다이어트를 하고자 할 때는 한 사람이 먼저 다이어트를 하고 나서 끝나면 또 한 사람이 다이어트를 시작하면 된다.

수영은 몸에 열이 많은 체질에 좋아

'다이어트' 하면 또 빼놓을 수 없는 게 운동이다. 운동도 체질과 관련이 있는가에 대해 궁금증을 가지는 사람이 많을 것이다. 물론이다. 적절한 운동은 체질에 관계없이 해가 되는 일이 없지만 자신의 체질에 맞게 하면 효과적이다. 특히 다이어트를 위한 운동은 더더욱 체질에 맞춰야 한다.

어떤 체질은 운동을 하고 더 살이 찌는 경우도 있다. 살을 빼기 위해 수영을 하는 경우 소음인은 더 살이 찔 수 있다. 그렇기 때문에 소음인은 수영을 피해야 한다. 수영은 몸에 열이 많은 태음인이나 소양인에게 다이어트 운동으로 좋다.

태음인은 땀을 많이 흘리는데 이것은 건강하다는 징표다. 겁이 많고 가슴이 두근거리는 특징이 있는 태음인은 공중에 매달려서 하는 운동은 안 좋다. 땅에 발을 붙이고 하는 달리기, 계단 오르내리기, 자전거 타기 등이 알맞다.

운동이라도 무조건 하면 좋지 않다. 운동도 체질에 맞춰서 해야 한다. 소음인은 땀을 많이 흘리면 신체기능이 떨어지기 때문에 과격한 운동이 좋지 않다. 다이어트를 원한다면 산책이나 배구, 볼링이 효과적이다.

태양인도 바닷가에서 산책하는 것이 효과적이며 특히 물과 가까이하는 것이 좋은데 수영이 제격이라 하겠다. 소양인은 허리나 무릎과 같은 근골격이 약하므로 급격하고 과격한 운동보다는 수영이나 등산이 좋다.

가장 바람직한 다이어트는 먹으면서 하는 다이어트다. 무조건 굶으면서 하는 다이어트는 실패할 확률이 높은데 비해, 체질 다이어트는 맘껏 먹으면서 할 수 있다.

# 03 체질과 알레르기궁합

알레르기 때문에 피부염, 비염, 천식, 결막염으로 고생하는 사람들이 많다. 게다가 이것은 유전되는 경우가 많기 때문에 조심해야 된다.

알레르기성 비염은 재채기가 잇따라 나오고, 맑은 콧물이 흐르는 증상이 일어난다. 알레르기를 일으키는 물질이 코의 점막을 자극해 일어나는 증상이다. 알레르기성 비염은 성인 중 10~20%가 앓는 것으로 보고되어 있고, 청소년기의 경우 이보다 많은 30%가 앓고 있다.

알레르기성 비염은 크게 계절을 타는 것과 그렇지 않은 것으로 구분된다. 계절을 타는 알레르기성 비염은 화분성 알레르기 비염이라고도 부르는데, 이는 알레르기를 일으키는 원인이 꽃가루나 잡초, 나무에 있기 때문이다.

계절에 상관없이 생기는 비염의 경우엔 바퀴벌레, 애완동물의 털, 먼지 때문에 생기는 경우가 많다. 증상은 반복되는 재채기, 맑은 콧물, 코막힘 등이며, 이는 알레르기성 비염의 3대 증상이기도 하다.

이런 증상 외에 밝은 빛을 싫어하고, 눈물이 흐르고, 머리 앞쪽에 두통이 생기는 증상도 있다. 증상이 심하지 않을 때는 알레르기가 일어나는 물질을 피하는 것이 최선의 치료가 된다. 즉, 꽃가루가 원인이 되면 집에 있는 화분을 치우고, 꽃가루가 날리는 계절에는 외출을 삼가야 한다.

이런 방법으로 증상이 개선되지 않거나 증상이 심해 견디기 힘들 때는 약으로 증상을 가라앉히는 방법을 쓰게 된다. 이때 사용하는 약은 주로 항히스타민제, 부신피질 호르몬제 등이다. 그러나 이들 약은 장기간 복용하면 부작용이 생기므로 증상이 심할 때만 사용한다.

이런 알레르기성 비염질환이 있으면 가벼운 감기처럼 머리가 아프고, 아침에 일어날 때 재채기를 하며 코가 막히게 된다. 그래서 1년 내내 감기를 앓는 것처럼 증상이 나타난다. 이런 경우에는 감기 치료를 하기보다 알레르기를 치료하는 것이 빠르다. 특히 알레르기성 비염은 과민반응이 나타나는 증상이므로 치료에 신중을 기해야 한다.

기온변화에 민감한 체질

소양인 체질은 맥이 약한 경우에 음기를 보강해주면 좋아진다. 구기자차나 산딸기차를 마시고, 맥이 강한 경우에는 속의 열을 내리면 증상이 좋아진다. 또 매운 음식을 피하게 하고 물을 많이 마시게 하며, 녹차를 자주 마시게 하면 약 3개월이 지나 많이 좋아진다.

태음인 체질은 피부가 희고 겁이 많은 경우에는 약한 맥을 키워주고 도라지와 말린 밤을 달여서 오랫동안 먹이면 증상이 호전되고, 맥이 강하면서 피부가 까무잡잡한 경우에는 칡차와 도라지차를 먹인다.

태음인은 체중이 갑자기 줄거나 늘어났을 때 알레르기성 비염이 악화할 수 있으므로 체중관리에 주의를 기울여야 하고, 일부 약재 가운데 마황이 들어간 약은 반드시 한의사의 진맥을 받고 사용해야 한다. 마황은 아무에게나 투여했다가는 증상이 악화되는 경우가 있기 때문이다.

소음인 체질은 주로 기온변화에 민감하다. 따라서 항상 보온에 주의를 기울여야 하고, 땀이 나는 사람과 땀이 없는 사람으로 나누어서 치료해야 한다. 소음인 체질이면서 속이 답답하고 땀을 흘리는 사람은 인삼을 장기간 복용시키면 증상이 좋아지고, 땀이 나지 않으면서 가벼운 열이 항상 느껴지는 경우에는 차조기를 오랫동안 먹이면 증상이 좋아진다. 예전부터 차조기는 코가 막히거나 가벼운 열이 있을 때 사용해왔던 채소 겸 한약재다. 또 소음인 체질에는 물을 굳이 많이 마시게 할 필요가 없다.

이제까지 대부분의 사람들은 '물은 많이 마실수록 좋다'라는 통설에 따라 하루에 8잔의 물을 마셔야 하는 것으로 잘못 알고 있었다. 이와 관련해서 〈월스트리트저널〉에서는 미국 네브래스카대학 영양학팀 및 다트무스대학 의과대학 연구결과를 인용해 보도했는데, "지나치게 물을 많이 마시면 당뇨병 환자의 경우 물 중독을 일으키거나 발작, 사망에 이를 수 있으며, 혈액의 나트륨 함량을 희석시키고, 세포를 부풀어 오르게 한다"면서 하루에 8잔의 물을 마시는 것은 대부분의 사람들에게 나쁘다고 말했다.

이런 연구는 이미 이전에도 여러 번 발표되었는데, 식욕이 약한 사람들은 특히 물을 많이 마시지 않는 것이 유리하다고 말했다. 따라서 목이 마르지도 않는데 억지로 물을 많이 마실 필요는 없다.

대화가 될 수 있는 나이가 되면 코 주위에 침 치료를 병행하면 효과가 빠르다. 침을 무서워하는 경우에는 마사지를 해도 되는데 콧방울 주위를 둘째손가락과 셋째손가락으로 가볍게 5분 동안 눌러준다. 하지만 알레르기성 비염 치료는 끈기가 필요한 것으로 쉽지가 않다.

손쉽게 할 수 있는 민간요법으로는 약쑥 훈증이 있다. 이것은 약쑥을 김이 나도록 삶은 후, 그 김을 목과 코로 들이마시는 방법이다. 막힌 코를 뚫는 데 효과적이다.

알레르기성 결막염도
골치 아파

알레르기성 결막염으로 봄만 되면 눈이 충혈되는 사람들이 있다. 가렵고, 따갑고, 충혈된 눈은 일상생활을 불편하게 만든다. 바로 알레르기성 결막염이다. 알레르기성 결막염은 다른 알레르기 질환과 동시에 나타나며, 특히 알레르기성 결막염 환자 중에 40%는 알레르기 비염을 가진 것으로 알려져 있다.

증상은 눈이 충혈되고, 안구가 건조해지거나 눈물이 흐른다. 가렵고, 눈부심 등의 증상이 나타나기도 하는데 특정한 원인은 아직 제대로 밝혀지지 않았다. 치료는 알레르기성 결막염의 경우 스테로이드 계통의 안약을 넣으면 금방 증상이 사라진다.

하지만 문제는 스테로이드 계통의 안약을 함부로 넣으면 녹내장이나 백내장으로 병이 진행될 수 있다는 것이다. 안약은 반드시 안과의 처방에 따라 넣어야 한다는 점에 유의해야 한다. 예방은 외출할 때 선글라스를 쓰면 알레르기 물질에서 그만큼 눈을 보호할 수 있다.

알레르기성 비염이 알레르기 물질(알레르겐)에 대한 코 점막의 반응이라면, 천식은 호흡기의 반응이라고 할 수 있다. 알레르기 물질이 기도로 넘어가게 되면 기도의 점막이 붓고 염증이 생기는데, 이것을 천식이라고 한다. 성인이 되어 천식을 앓고 있는 이들의 대부분은 어린 시절부터 천식을 앓거나 앓았던 경험이 있다.

증상은 천식에 걸리면 기관지를 둘러싸고 있는 근육이 수축돼 기관지 벽이 좁아지며, 염증이 생긴다. 그래서 숨을 쉴 때 쌕쌕거리는 소리가 나게 된다. 또 가래를 내보내려는 반작용으로 기침이 계속 나오고, 이것이 심해지면 호흡곤란까지 오게 된다.

천식 치료에 가장 많이 사용하는 방법은 약물요법인데, 약물요법에는 기관지확장제, 항염증제(스테로이드제제), 항알레르기제제가 들어가게 된다. 이들 약으로 천식을 잡기 위해서는 장기간의 치료가 필요하다.

알레르기는 유전될 확률이 높다. 때문에 가족 중에 천식 등의 알레르기 질환자가 있는 경우에는 임신 시기부터 원인물질에 노출되는 것을 미리 줄여주면 천식 발생의 예방에 도움이 된다.

어린 아기는 알레르기 질환의 예방을 위해 적어도 생후 6개월까지는 모유를 수유하도록 하고, 이유식은 되도록 늦게 시작하는 것이 좋다. 영유아기 호흡기의 바이러스 감염 또한 천식 발생의 위험인자이므로 주의를 하는 것이 좋다.

알레르기성 천식은 태음인 체질에게 많이 나타난다. 원래부터 호흡기가 약한 태음인은 은행알이나 도라지, 마황이 매우 효과적이다. 그러나 알레르기성 천식에 걸린 환자의 맥이 약하다면 약을 강하게 쓸 수도 있다. 사상의학을 전공한 한의사 가운데 임상례를 들라고 하면 태음인의 알레르기성 천식을 고친 사례를 많이 발표하는데 이 처방이 매우 효과적이기 때문이다.

필자가 직접 치료했던 임상사례를 소개해보겠다. 64세의 김씨 할머니는 벌써 수십 년째 알레르기성 천식을 앓고 있었다. 우연히 방송에 출연했던 필자를 보고는 치료를 받으러 내원했었다. 다행히 맥이 약한 태음인 체질이라서 처음부터 이 처방을 투여했더니 불과 1달 만에 증상이 대부분 사라졌다.

그런데 문제는 불면증이 같이 있었다. 그래서 꽤나 오랫동안 치료했다. 하지만 불면증은 이 약으로 낫지 않았고, 결국 다른 처방을 투여해야만 했었다.

소음인의 알레르기성 천식은 치료기간이 많이 걸린다. 원래 몸이 차고 성격이 예민한 소음인 체질인 경우 알레르기성 천식이 겸하면 더욱 소심해지고 음식을 잘 먹지 않게 된다. 그러면 기운이 더욱 약해져 악순환이 일어난다.

따라서 소음인 알레르기성 천식 환자는 먼저 식욕을 회복시킨 다음 기운을 보강해야 한다. 그래야 증상이 좋아진다. 소음인은 어떤 병이든 소화만 잘 되면 반은 나았다고 평가할 수 있다.

민간요법으로
배꿀찜 권해

민간요법으로는 배꿀찜이 있다. 배의 꼭지 부분을 잘라 숟가락으로 파낸 후 꿀을 넣고, 꼭지 부분을 덮고 이쑤시개로 고정한 다음 찜통에 넣고 1시간 정도 찐다. 기침이 나거나 가래가 있을 때마다 하루 1개 정도씩 만들어 먹이면 효과적이다.

아토피 피부염은 전 세계적으로 가장 흔한 알레르기 질환이다. 어린이의 10% 정도가 아토피 피부염을 앓고 있다. 성인을 대상으로 한 알레르기 조사 결과에서도 1순위를 차지할 만큼 아토피 질환은 알레르기를 가진 사람들을 괴롭히는 대표 질환이다.

아토피성 피부염은 흔히 태열이라고도 불리는데, 한방에서는 엄마 뱃속에 있을 때 더운 기운을 받아 생긴다고 본다. 태열은 피부가 건조하면 증상이 더욱 악화된다. 피부가 건조해지면 가뜩이나 메마른 피부가 더욱 메말라져 아토피성 피부염을 심하게 만드는 것이다. 증상은 환자의 연령에 따라 조금씩 차이가 난다. 유아기 때 발생한 질환은 가렵고, 진물이 나며 딱지가 앉는 것이 보통이다.

알레르기가 일어나는 장소는 주로 얼굴, 머리 등이다. 2세를 넘어서 알레르기 피부염이 계속되는 경우에는 조금 증상이 달라진다. 진물이 나거나 딱지가 앉는 대신 건조한 갈색 빛의 각질로 덮인 반점과 발진이 생기는 것이 보통이다.

이 경우 가려움이 심해 피가 나도록 피부를 긁어 상처와 딱지가 생기기도 한다. 가려움은 밤에 더 심하다. 대부분 머리, 뺨 등에 피부염이 잘 일어난다.

아토피 피부염의 증상은 일반적인 피부관리와 생활 속에서 위험한 요소를 피하는 것이 필요하다. 때문에 시중에는 비누, 샴푸, 로션, 오일, 파우더 등 다양한 아토피 완화 제품이 나와 있다. 이런 제품을 잘 이용하면 별다른 부작용 없이 아토피 피부염의 증상을 완화시키거나 예방할 수 있다. 만약 증상이 심하다면 병원을 찾아 치료를 하는 것이 좋다.

아토피성 피부염은 소양인 체질에게 많다. 소양인의 특성이 화와 열기가 많기 때문에 그런 모양이다. 아토피성 피부염이 아니더라도 소양인은 피부가 예민하고, 몸에 이상이 있으면 피부상태가 금방 나빠진다.

아토피성 피부염이나 알레르기성 피부염이 있는 소양인은 도꼬마리, 인동덩굴이나 녹차를 달여서 먹도록 하고 피부에 윤기가 없는 사람은 구기자차를 먹는 것이 좋다. 또 도꼬마리나 인동덩굴을 진하게 달여 매일 밤마다 피부에 바른 뒤 마르면 약 30분 정도 지나서 샤워하고 잠자리에 드는 것이 좋다.

그 다음에는 매운 향신료, 즉 고춧가루, 마늘, 생강, 후추, 파, 양파 등을 피해야 한다. 우리나라 음식은 고춧가루를 빼면 먹을 것이 없을 정도지만 병을 치료하기 위해서는 고춧가루를 최대한 피해야 한다. 그 다음에 닭고기와 개고기, 인삼과 꿀을 먹지 않도록 해야 한다.

특히 어린애 환자라면 닭고기를 피하도록 주의를 줘야 한다. 다른 육류에 비해 닭고기는 피하조직에 지방이 몰려 있어서 살코기는 담백한 맛을 즐기는 어린애들에게 가장 인기 높은 음식 가운데 하나다. 그러나 소양인 체질에게 닭고기는 백해무익이다. 더구나 피부가 나쁜 사람이라면 용기를 내어 닭고기의 유혹에서 벗어나야 한다.

봄철은 다른 계절보다 건조하다. 건조한 날씨는 알레르기 피부를 가진 사람들에게 최악의 적이다. 게다가 봄철 꽃가루로 피부 알레르기가 나타나기도 한다. 때문에 알레르기 피부를 가진 사람이라면 보습과 청결에 신경을 써야 한다.

우선 습도는 60% 정도가 적당하다. 겨울에 쓰던 가습기를 치우지 말고 집안에 적당한 습도를 맞추어주는 것이 좋겠다. 샤워를 자주 해주는 것도 좋다.

어떤 이들은 씻는 것이 피부염에 좋지 않다는 이야기를 하기도 하는데, 봄철에는 오염물질이 많아 깨끗이 씻어주는 것이 좋다. 단, 피부를 박박 닦아내는 목욕이나 잦은 비누 사용은 피부를 보호하고 있는 각질을 제거하므로 바람직하지 않다. 샤워 후에는 식물성 오일이나 보습제를 발라주도록 한다.

04 체질과 수면궁합

분명 이 세상에 똑같은 사람은 없다. 비슷하게 생겼다거나 취향이 비슷한 경우는 있을지 몰라도 완전하게 똑같은 사람은 없다.

심지어 체질에 따라 잠버릇까지 다르게 나타난다면 의아하게 생각하는 사람들도 있겠지만 사실이다. 앞에서도 언급했듯이 체질에는 4가지가 있으며 그 체질에 따라 좋은 음식과 인간관계가 다르듯이 수면도 체질에 따라 다르다.

손발이 차고 물을 잘 마시지 않는 소음인은 밤늦게 잠들므로 아침에 잘 일어나지 못한다. 소음인 체질을 타고난 사람들은 잠자리에 누워도 쉽게 잠들지 못하고 한참 동안 뒤척이다가 잠이 든다. 기운이 약해 항상 졸곤 하지만 막상 잠을 자려고 누우면 잠이 사라지기 때문이다. 특히 기운이 심하게 떨어져서 설사를 하는 경우에는 이런 증세가 심해진다.

소음인은 주로 오전에는 컨디션이 떨어지지만 오후가 되면 햇빛을 받아 양기가 보충되기 때문에 능률이 오른다. 따라서 소음인 체질이라면 휴일 늦게까지 잠을 자도록 해야 한다. 뛰어난 미인은 소음인 체질에 많은데, 탤런트나 영화인 가운데도 소음인 체질이 유난히 많다. 그렇다보니 광고 카피에 나오는 것처럼 미인은 잠꾸러기다.

몸에 열이 많아서 땀을 많이 흘리는 태음인인 경우에는 잠잘 때 깨우면 신경질을 많이 내는 편이다. 또 몸이 뜨거워 코를 자주 골기도 한다. 정신이 예민하거나 신경이 약해 꿈을 많이 꾸는 편인데, 이때 운동을 하면 성격이 느긋해지고 몸도 건강해진다.

특히 오른쪽 맥이 지나치게 긴장되어 있어서 신경질이 많고, 화를 잘 내는 사람은 규칙적으로 운동을 해주면 맥이 부드러워지고 더 건강해진다.

남과 잘 어울리지 못하는 소양인은 매우 부지런해서 아무 때나 깨우면 잘 일어나고, 잠귀가 밝은 편이라 할 수 있다. 그러나 몸이 허약한 경우에는 잠잘 때 식은땀을 많이 흘리고, 잠을 많이 자게 된다.

특히 오후에 피로하거나 열이 달아오르는 경우에는 미리부터 음기를 보충하기 위해 담백한 해산물을 많이 먹고, 매운 음식이나 짠 음식을 피해야 한다.

한국인은 잠에 대해 인색한 편

우리나라 사람들은 잠에 대해 상당히 인색하다. 물론 예전에는 워낙 게을러서 '조용한 아침의 나라'라고 불리었다.

아침이 조용한 나라는 결국 게으르다는 뜻인데도 어떤 외국인이 그렇게 표현했다고 해서 좋은 의미로 자주 사용하고 있다.

하지만 경제개발에 성공한 다음부터는 부지런히 일해야 성공할 수 있었고, 그렇다보니 늦은 밤이 되어도 불을 끄지 않아 대부분 잠이 부족한 상태다. 미국에 가보면 밤 9시만 되어도 도로가 텅 빈다.

하지만 우리나라는 새벽 1시가 되어도 강남역 사거리에서 택시를 잡지 못할 정도로 젊은이들로 시내가 북적거린다. 정말로 부지런한 사람들이다. 이런 관계로 우리나라 국민의 4분의 1 정도가 불면증에 시달리며, 그 중에서 9% 정도는 만성 불면증 때문에 고생하고 있다고 한다.

개인마다 필요로 하는 잠의 양은 모두 다르다. 하지만 대체적으로 자려고 누웠는데 15분 이상 지나도 잠이 들지 못하거나 하루 8시간 이상 잠을 자도 피곤하고 정신이 멍한 경우, 또 하룻밤에 4~5번 이상 소변을 보는 사람은 불면증이라고 생각하면 된다. 불면증에 시달리는 사람들은 그 고통으로 사회생활까지 힘들다는 사실은 익히 알 것이다.

한방에서 보았을 때 소양인의 불면증은 일에 대한 몰두나 가슴 속에 화나 열이 쌓여서 나타난다고 한다. 그렇기 때문에 불면증에 걸린 사람들은 목구멍이 마르거나 입이 쓰고, 변비가 나타나기도 한다.

태음인의 불면증은 지나친 생각과 걱정이 많아서 나타나는데 평소 가슴이 두근거리고, 눈이 충혈되는 경우가 많고, 때로는 눈자위가 아프기도 하다. 소음인 체질의 불면증은 몸이 지나치게 차거나 소화력이 약해서 생긴다.

걱정이 많아도 불면증에 걸린다. 몸은 피곤하고 지치는데 아무리 잠을 자려고 노력해도 잠이 안 온다. 특히 소음인의 경우 스트레스와 걱정이 많으면 불면증에 시달릴 수 있다.

밤 11시부터 새벽 1시 사이에는 반드시 잠자리에 들어야 피로가 풀리고 기운을 보충할 수 있다는 말을 하는 사람들이 많다. 그렇지만 그것은 하루가 자시(子時)에 시작된다고 보기 때문에 그렇다고 말한 것이지 체질과 몸 상태에 따라 반드시 자시에 잠들 필요는 없다.

불면증이 있는 사람은 6시 이후에 커피나 차를 마시면 잠이 오지 않는다. 또한 지나치게 밥을 많이 먹어도 속이 불편해서 잠을 깊이 자지 못하므로 피하는 게 좋다.

불면증 해소를 위한 지압법

불면증 해소에 좋은 지압법이 있는데 간단하게 소개한다. 불면증에 시달리는 사람들에게 조금이나마 도움이 될 것이다.

먼저 옆으로 누워서 머리 밑에 손을 받치고, 아래쪽에 깔린 다리를 구부린 채 천천히 숨을 쉰다. 이때 정신을 코끝에 두면서 호흡수를 세고 다른 생각이 들지 않도록 해야 한다.

두 번째는 귀 뒤쪽 툭 튀어나온 둥근 뼈 근처를 눌러서 아픈 곳이 안면혈(安眠穴)인데, 여기를 수시로 눌러주면 효과 만점이다.

지압법 외에 평소 생활습관으로도 불면증을 해소할 수 있다. 잠자기 전에 따뜻한 물로 샤워를 하면 뇌의 긴장도가 풀려서 잠자기 쉽다. 또한 간단한 스트레칭을 하는 것도 불면증 해소에 좋다. 방 안의 온도를 따뜻하게 하고, 잠잘 때 커튼을 쳐서 안락한 분위기를 만들어주며, 소음이 나지 않도록 냉장고, 시계, 가전제품의 전원을 끄는 것도 도움이 된다.

잠들지 못하는 불면증 때문에 고통을 받는 사람이 있다면 이와 반대로 지나치게 잠이 많아 고민인 사람들도 있다. 잠을 못 자는 증세를 불면증이라고 한다면 하루에 깨어있는 시간이 4~5시간밖에 되지 않고 나머지 시간에 잠만 자는 경우를 수면과다증이라고 한다.

최소한 3일 동안 과도한 수면에 사로잡히고, 2년 동안 여러 번 이런 증상이 나타나면 수면과다증이다. 이런 경우에는 주로 낮 시간 동안에도 15분 이상 깊은 수면에 빠진다. 때문에 지루한 시간이나 수업시간, 장거리 운전, 작업시간 중에 일어난 일을 기억하지 못한다. 심한 경우는 기면증이라고 해서 일 년에 몇 차례씩 며칠 동안 아무런 일을 하지 못하고 잠만 자는 경우도 있다.

태음인은
잠이 많다

일반적으로 잠이 많은 사람은 태음인 체질인 경우가 많다. 그러나 태음인이라 해도 일단 할 일이 생기고 그 일에 성취감을 느끼면 이런 상황은 사라진다. 또 체질에 관계없이 맥이 약하고 느린 사람은 잠을 많이 자고, 게으른 편이다.

물론 수면과다증을 치료할 수 있는 방법도 있다. 맥이 활발하게 뛰고, 빨리 뛰도록 만들어주면 되는데, 커피나 녹차, 인삼, 생강, 마늘, 꿀처럼 맥을 강하게 하는 음식을 먹으면 수면과다증을 치료할 수 있다. 잠이 많은 태음인 체질에는 말린 밤과 율무를 함께 섞어 달여서 마시거나 차로 마시면 효과가 있다.

잠잘 때 자세를 보면 건강이 보인다. 사람들은 대부분 수면 상태에서 자세를 자주 바꾸게 되는데 잠자는 자세로 건강 상태를 알 수 있다.

《논어》에도 공자는 큰 대(大)자로 누워 자지 않았고, 태국의 방콕에 있는 '와트 포'라는 사원의 열반불(涅槃佛)도 두 발을 옆으로 포개고 옆으로 누워 있는데 이런 자세로 잠자는 사람을 건강하다고 볼 수 있다.

몸이 차고 양기가 부족한 사람이나 걱정이 많은 사람은 웅크린 채 잠을 잔다. 또한 깊은 잠을 이루지 못하기 때문에 자세를 바꾸지 않는데, 이런 자세로 잠을 자고 일어나면 근육긴장으로 인해 고개를 돌리지 못하는 경우도 생긴다. 또한 애정이 결핍된 사람도 이런 수면자세를 취하는 경우가 많다.

항상 엎드린 채 잠이 들고 다리를 올리거나 발을 꼼지락거리고, 자꾸 움직이면서 자는 사람이 있는데 잠잘 때 일시적으로 엎드리는 것은 크게 나쁘지 않다.

그러나 계속 이런 자세를 유지하면 척추의 변형을 일으키고, 뒷목과 어깨의 혈액순환에 장애를 일으키기 때문에 좋지 않다. 또 발가락을 자꾸 움직이는 증세는 하지불안증후군이다. 하지만 이런 증상이 약한 경우엔 베개를 밑에 끼고 자는 것으로 어느 정도 완화될 수 있다.

코를 심하게 골고 이를 가는 경우는 몸에 열이 많아서 그러하다. 이런 사람들은 매운 음식을 피하고, 채식을 많이 먹으면 증상이 완화되고 변비와

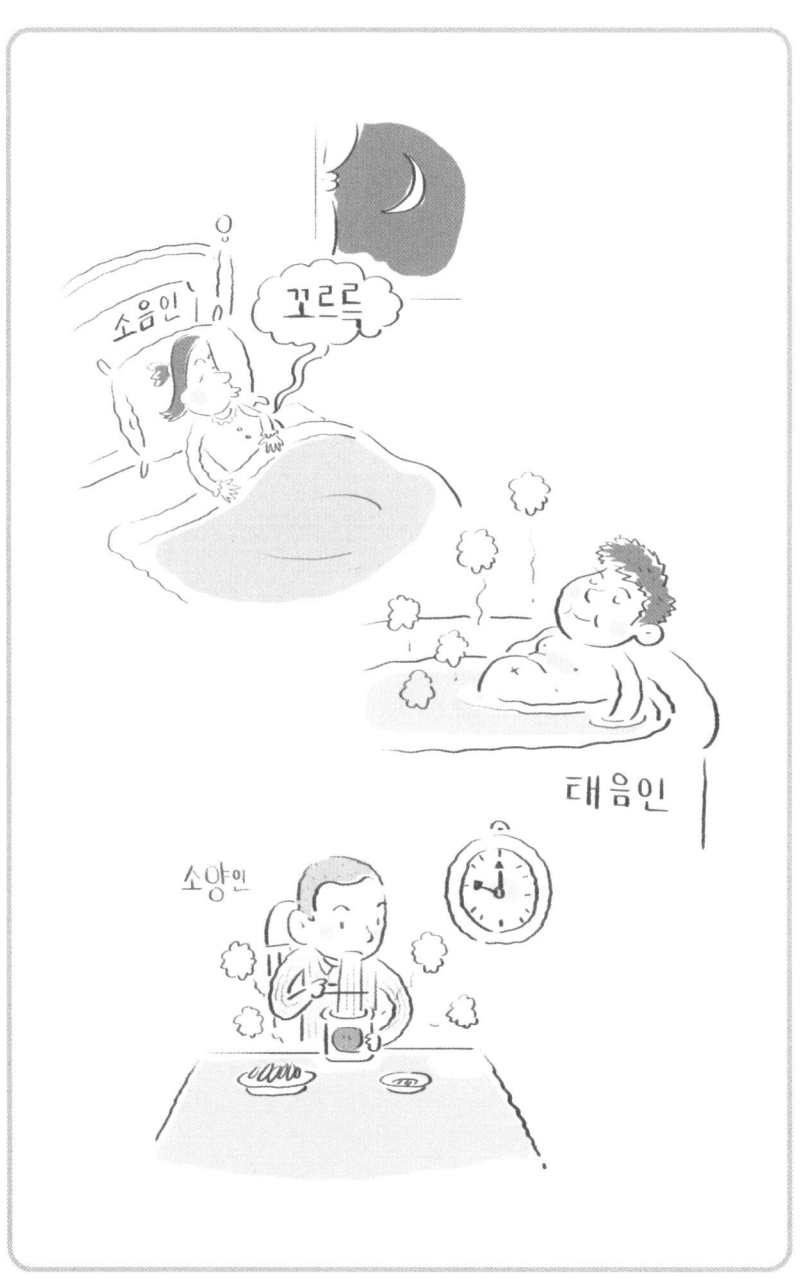

갈증을 없애는 데도 도움이 된다.

어떤 사람은 답답하다며 속옷만 입고 자거나 이불을 덮지 못하고 자는 사람들도 있는데, 이런 사람들은 몸에 열이 많거나 아토피성 피부염 증세가 있는 경우이다. 특히 어린이들에게 많고, 과음한 다음에 이런 자세를 취하기도 한다.

건강을 지킬 수 있는 방법 중 숙면만큼 중요한 게 없을 것이다. 잠을 푹 자고 나면 어떤 값비싼 보약보다 낫다.

숙면을 취하는 방법도 체질에 따라 다르다. 태음인은 따뜻한 물에 목욕을 하고 잠을 자는 것이 좋고, 소양인은 배가 고프면 잠이 안 오기 때문에 간식을 먹은 다음에 잠을 청하면 좋다. 또 소음인은 약간 배가 고픈 상태에서 잠드는 것이 숙면에 도움이 된다.

건강한 성인은 7시간, 신생아는 16시간 정도 수면을 취하는 것이 건강에 좋다. 건강을 지키는 데는 달리 방법이 있는 게 아니다. 잘 먹고, 충분히 수면을 취하면 된다.

05 체질과 보약궁합

가끔 보약을 먹고 병이 악화되어 오는 경우가 있다. 이것은 환자의 상태에 따른 특성을 무시한 처사라고 아니할 수 없다. 폐기능이나 간기능이 좋지 않거나, 혈압이 높거나, 당뇨가 많거나, 소화기능이 나쁘거나, 열이 많다거나, 신경을 너무 많이 쓴다든가 하는 상황을 무시하고 보약을 먹었기 때문이다.

보약은 3가지 정성이 들어가야 한다는 말이 있다. 약을 지어주는 의사의 정성, 의사의 처방에 따라 약을 달이는 이의 정성, 그리고 때를 거르지 않고 효능을 믿는 마음으로 약을 먹는 환자의 정성이 합해질 때 효과를 볼 수 있다.

그러나 우리의 현실로 눈을 돌리면 마치 백화점에서 물건 고르듯 남이 좋다는 약재를 선택, 정확한 처방 없이 복용하는 경우가 많다. 이러한 행동은 매우 위험하기 때문에 전문 한의사의 정확한 증상 감별과 체질진단이 있은 뒤에 복용해야 한다.

그런 의미에서 이제는 보약의 개념도 바뀌어야 한다. 무작정 몸에 좋다는 그런 보약보다는 자신의 상태에 따라서 알맞게 먹는 것이 중요하다. 즉, 혈압, 당뇨, 동맥경화 등의 만성적인 질환이 있다면 병도 치료하면서 자신의 체질에 맞는 보약을 먹어야 병도 치료하고 몸 안의 면역기능도 도와주는 2가지 효과를 얻을 수 있다.

요즘은 너무 잘 먹어서 병이 나지 못 먹어서 병이 나는 경우는 드물다. 그러므로 보약의 개념도 바뀌어야 한다. 무작정 좋다는 것만 먹을 것이 아니라 자신의 건강 상태에 따라서, 즉 혈압, 당뇨, 간기능, 동맥경화, 수험생의 신경성 질환, 스트레스 질환, 소화기 질환 등의 증세를 감안하여 치료와 보하는 것을 겸해야 할 것이다. 병세가 심하다면 일단은 병을 치료한 후에 보하는 약을 먹어야 효과를 볼 수 있다.

특히 수술을 하였거나, 극도로 체력소모가 많았거나 특별히 아픈 증세가 없이 몸에 힘이 없거나 하는 경우에는 체질을 구별하여 보약을 복용하면 좋다.

체질별로 보약 효능 달라

다음은 체질별로 보하는 약을 설명하고자 한다. 이것은 기존의 《동의보감》식 보약과는 다른 체질에 따른 보약의 선택기준이다. 그렇기 때문에 기존의 보약에 환자 상태에 따라 가감을 한다면 결국에 가서는 사상처방과 유사해질 것이다. 따라서 먼저 체질을 감별하여 본인의 체질을 알고 보약을 먹는다면 더욱 효과적일 것이다.

자신의 체질을 비롯해 현재 자신의 몸 중에서 가장 허약한 부분을 찾는다. 몸이 차가운지 뜨거운지, 뚱뚱한지 말랐는지에 따라 보약처방이 달라지기 때문이다. 그렇다면 체질에 맞는 보약을 이해하기 위해선 자신의 체질을 파악하는 것이 우선이다.

체질의 구분 없이 증상에 따라 보약을 먹는 경우에는 효과를 보지 못하거나 몸에 맞지 않아서 다 먹지 못하는 경우도 있다. 심지어는 부작용이 나서 먹지 않은 것만 못할 수도 있다.

흔히 보약이라고 하면 녹용이나 인삼을 떠올리지만 녹용이나 인삼이 들어가지 않는 보약도 얼마든지 있다. 예를 들어 육미지황탕이나 형방지황탕은 인삼이나 녹용이 들어가지 않는데도 음기를 보강하는 대표적인 처방이다. 특히 소양인 체질에는 더할 나위 없는 보음 효과를 발휘한다.

따라서 자신의 체질과 증상에 맞추어 보약을 선택해야 한다. 보약을 먹을 때는 당연히 진찰을 받고서 그 진단결과에 따라 먹어야 한다.

요컨대 약국에 걸려 있는 '십전대보탕 얼마, 녹용대보탕 얼마' 라는 선전 문구를 보고 봄가을로 달여 먹는다고 몸에 이롭지는 않다는 것이다. 엄연히 한약도 약이라는 사실을 염두에 두고, 사상체질과 전문의에게 진단을 받는 것이 가장 확실한 안전판이 되리라 생각된다.

**오가피는 태양인
체질에 좋다**

요즈음 오가피에 대한 광고가 급증하고 있다. 하지만 아무에게나 다 좋은 것은 아니다. 오가피는 소화흡수 기능이 약한 태양인 체질의 허약증을 치료하는 보약일 뿐이다. 그러므로 보약도 증상과 맥을 보아야 할 뿐 아니라 반드시 체질검사로 체질을 구별한 후 자신의 체질에 가장 맞는 보약을 선택해야 한다.

가슴 윗부분이 발달한 태양인은 목덜미가 굵고 뒷머리가 발달한 반면, 허리가 가늘고 다리 힘이 약하다. 대체적으로 눈은 작지만 용모가 뚜렷하고 살은 별로 없다. 성격은 사회적 관계에 뛰어나고 재능도 많으며 지도력이 강하다. 단점은 방종하기 쉽고, 계획성이 적으며 치밀하지 못한 점이 있다.

태양인은 다른 체질에 비해 드물어서 쉽게 판단할 수 없지만 체형은 태음인과 비슷하고 성격은 소양인과 유사한 점이 많으며, 병에 잘 걸리지는 않지만 병이 나면 위험한 상태에 빠질 수 있다. 태양인은 오가피, 모과, 포도근, 송절 등을 단방으로 먹거나 오가피장척탕, 미후도식장탕 등을 활용하면 도움이 된다.

사상체질 중 가장 보편적이고 흔한 체질이 바로 태음인 체질이다. 태음인은 호흡기 계통과 심장 순환기 계통이 약한 반면 간장기능 계통이 비교적 강하다. 머리는 체격에 비해 작고 가슴은 약하나 복부는 견실한 편이다.

태음인은 허리가 굵고 근육이나 골격의 발육이 양호하고 목덜미는 가늘다. 과묵한 편이며 고지식하고 말없이 실천하지만 처세에 능한 요소도 있다.

　다른 체질에 비해 잘 먹는 편인 태음인은 고혈압, 당뇨병, 동맥강화, 비만, 간장질환 등에 잘 걸릴 수 있다. 그리고 무엇이든 소화를 잘 시켜 모든 보약이 맞는 것 같지만 그 양이 많아지면 부작용이 올 수 있으므로 주의해야 한다.

　태음인은 녹용, 녹각, 맥문동, 천문동, 오미자, 산약, 선모, 속단, 용안육 등을 단방으로 먹으면 좋고, 큰 병이 없다면 태음조위탕, 조위승청탕, 공진흑원단, 녹용대보탕, 청심연자탕 등도 괜찮다.

　소음인은 엉덩이가 크고 앉은 자세가 안정감이 있으나, 가슴둘레는 빈약한 체질이다. 보통 키가 작은데 드물게 장신도 있다. 상체보다 하체가 잘 발달했고, 걸을 때 앞으로 구부정한 모습을 하는 사람이 많다. 상체에 비해 하체가 견실한 편이나, 전체적으로 체격이 작고 마르고 약한 체형이다. 그래서 미인이 가장 많은 체형이 바로 소음인이다.

　소음인은 성격이 치밀하고 온순하며 잔재주가 많고 마음 씀씀이가 세심하고 부드러워 주위의 사람들에게 좋은 인상을 심어준다. 반면에 자신의 생각을 제대로 표현해내지 못하는 단점도 있다.

　소음인은 위장의 기능을 도와주면서 기운을 보강해주는 약이 좋다. 인삼, 홍삼, 황기, 당귀, 천궁, 꿀, 백작약, 백하수오, 백출, 두충, 파고지 등이 좋으며, 평소에 기운이 약하고 한숨을 자주 쉬는 경우나, 속이 답답하고 식은땀을 흘리는 경우에는 보중익기탕, 팔물군자탕, 십전대보탕, 곽향정기산 등을 투여해서 양기를 보강하는 것이 도움이 된다. 특히 인삼과 대추는 소음인 체질에 잘 맞는 약이다.

소양인은 가슴 부위가 잘 발달해 있는 반면에 엉덩이 아래는 약하다. 걸음걸이가 가볍고 날래며 입술이 얇고 엉덩이 부위가 약해 앉은 모습이 불안정해 보이며 말이나 몸가짐이 민첩해 경솔해 보이기도 한다.

소양인은 외부활동을 좋아하고 책임감과 명예욕이 강하며 감정의 변화가 심해 좋고 나쁜 것이 분명하다. 반면 심사숙고하지 않고 즉각적인 대답을 하는 단점도 있다. 주로 말 때문에 구설수에 오르내리고, 노력한 만큼 좋은 평가를 받지 못하는 경우도 있다.

한편 소양인은 적극적이고 민첩해 사무에 능하고 매사에 활동적이고 열성적이다. 성격이 솔직하며 의협심과 봉사정신이 강한 것도 이 체질의 장점이지만 지구력과 끈기가 부족한 것이 흠이다.

열이 많고 성격이 급한 소양인은 쉽게 위로 솟아오르는 화와 열기를 밑으로 가라앉혀야 한다. 따라서 인삼처럼 열이 많은 보약은 삼가야 한다.

소양인은 숙지황, 생지황, 산수유, 구기자, 토사자, 복분자 등을 단방으로 먹으면 좋다. 또 평소에 몸이 차거나 대변이 무르면서 자주 보는 경우에는 육미지황탕, 형방지황탕, 십이미지황탕 등을 투여해서 음기를 보강해야 한다.

'약이 되는 독, 독이 되는 약' 이라는 말이 있다. 우스운 말일지 모르지만, 자신의 체질도 모르고 엉뚱한 약을 쓸 경우, 약이 오히려 독이 되는 수가 많다. 반면 독도 체질에 따라서는 약이 될 수 있다는 역설적인 말이다.

일례로 흔히 부자(附子)라는 약을 소양인들이 잘못 먹고 부자 독이 오르는 수가 있다. 하지만 부자는 기운이 약하고 손발이 차면서 맥이 느리고 힘이 없는 소음인에게는 매우 효과적인 약이 된다.

따라서 남들이 어떤 약을 먹고 효과를 봤다는 말만 믿고 그냥 따라한다고 해서 자신도 반드시 좋아지는 것은 아니다. 이 점이 바로 체질 치료의 원칙이기도 하다.

06 체질과 임신궁합 1

태음인 여성의 임신 능력은 매우 좋은 편이다. 그래서인지 태음인 여성은 우리나라 전통적인 여성상에도 부합된다. 우리나라 전통적인 여성상은 얼굴이 둥근형이고 가로와 세로의 비율이 1 : 1.3 정도였었는데 요즘은 예전에 비해 길쭉한 모양, 좋게 말해서 계란형 얼굴을 좋아한다. 가로와 세로의 비율이 1 : 1.5 정도인 서구적인 얼굴형의 소유자를 좋아하는 것이다.

실제로 TV나 영화에 등장하는 연예인의 대부분은 태음인이 아니라 소음인으로 옮아가 버렸다. 또 유방과 엉덩이가 큰 여성을 맏며느리감으로 여겼으나 이제는 아니다. 예전에는 많이 낳아 종족을 많이 번식해야 했으므로 여성의 아름다움을 평가하는 기준도 이에 맞게 정해졌다.

그러나 이제는 자식보다는 부부 자체의 만족에 비중을 두게 되었다. 그 결과 엉덩이나 유방이 큰 사람보다 날씬하고 활동적인 여성, 한마디로 줄여서 '쭉쭉빵빵' 인 여성을 선호하게 된 것이다. 결국 태음인 여성은 예전에는 왕비감이었으나 이제는 아니다. 대신 소음인 여성이 그 자리를 차지하게 되었다.

또 예전에는 사람의 힘으로 모든 일을 했지만 이제는 기계의 힘이나 도구를 많이 사용하게 되었다. 예전에는 시장을 보고 난 다음에도 머리에 이고 다녔지만 이제는 카트를 이용하거나 남편을 데리고 다니면서 카트에 집어넣기만 하면 된다.

실제로 대형 할인점에 가보면 남편은 카트를 끌고 부인은 유유히 헤집고 다니면서 입맛에 맞는 음식을 고르기만 한다. 그렇기 때문에 튼튼한 여성보다는 늘씬하고 나약한 여성이 좋은 집안과 환경을 가진 신랑감에게 시집을 잘 가게 되었다.

그렇다보니 10대 여성들은 얼굴도 잘 생기고 공부도 잘하는 사람을 가장 부러워하고, 20대 여성은 성형수술하고 나서 아무런 표시도 나지 않는 사람을 제일 부러워하며, 30대 여성은 결혼 전에는 마음대로 즐기다가 좋은 신랑감 만난 사람을 제일 부러워하며, 40대 여성들은 자신들은 하고 싶은 대로 하면서 즐기는 데도 자식들이 좋은 대학에 들어간 사람을 부러워한다는 얘기를 들었다.

태음인은 생식기능 강하고 소양인은 약해

최근 우리나라 20대 여성들이 원하는 신장은 165cm로 나타났다. 그런데 평균 키는 아직 이에 미치지 못해서 160cm

에 불과하다. 아마 10년이 지나지 않아 우리나라 젊은 여성들의 키는 이보다 커질 것이다. 예전에 비해 잘 먹고 힘든 일을 하지 않기 때문에 키가 커질 수밖에 없는 것이다.

물론 그렇다고 무작정 커지는 것은 아니다. 우리의 키는 중력의 지배를 받는다. 보통 사람은 하루 중에도 아침에 일어날 때와 저녁에 잠들 때 1cm 가량 차이가 난다. 그래서 키는 아침 10시에 재도록 국제적으로 약속하고 있는 것이다.

우주여행 중에는 중력의 지배를 받지 않기 때문에 키가 늘어난다. 사람에 따라 약간의 차이가 나지만 대체적으로 7~11cm나 키가 커지고 뼈는 얇아진다. 무중력 상태에서는 체중을 지탱할 필요가 없어지기 때문에 뼛속의 칼슘이 빠져 나오는 것이다. 요컨대 앞으로 경제성장이 지속된다면 태음인 여성은 점점 소외받게 될 것이고, 경제위기가 오게 되면 다시 가치가 높아질 것이다.

소양인은 신장기능이 약하고 자궁 발육이 좋지 않은 사람이 꽤 많은 편이다. 그래서 임신이 잘 안 되거나 다산하지 못하는 경우가 있다. 그렇기 때문에 28세 이전에 결혼하는 것이 유리하다.

《황제내경》에 보면 "여성은 14세에 생리가 시작되어 21세에 육체적 발육이 완성되고 28세에 신체가 가장 튼튼해진다"고 했다. 이런 이유로 28세부터 35세까지 육체적 절정기에 해당되고 그 다음부터 약해지기 시작해서 42세가 되면 쇠약해지고 49세가 되면 생리가 끝나면서 할머니 시기에 이른다.

4가지 체질 가운데 소양인은 특히 생식기능이 약하다. 그러므로 28세 이전에 임신과 출산을 마쳐야 안심할 수 있고, 몸에 무리를 주지 않는다. 예전처럼 생기는 대로 다 낳는 시절도 아니므로 특히 유의해야 한다.

오늘날 여성들의 사회참여가 늘어나면서 점점 결혼하는 시기가 늦어지는 경향인데 이런 추세 속에 소양인 여성의 불임 가능성은 점점 높아지고 있다. 따라서 스스로 체질진단을 받아서 소양인이라면 결혼시기를 잘 선택해야 한다.

42세의 이모 씨는 종교생활에 전념하다보니 결혼시기를 놓쳤고, 30대가 되면서부터는 혼자 살기로 결심을 했단다. 그러다보니 주위에서도 모두 그녀를 독신녀로 생각하고 중매를 해주지 않았다. 그러다 얼마 전 정말 불같은 사랑을 나누는 남자를 만나 결혼을 했고, 결혼 초기에는 생각지도 않았던 임신을 걱정하게 되었다.

그러나 소양인 체질의 약점인 자궁, 방광이 약한 상태였고, 급기야는 자궁근종이 있다는 소견을 받았다. 남편은 애기가 없어도 괜찮다고 말을 하지만 이모 씨는 자꾸 걱정을 하고 있다. "이럴 줄 알았으면 진작 결혼을 할 걸……"하고 후회도 하지만 아직 희망이 없는 것은 아니므로 2~3년 더 노력해볼 생각이라고 했다.

시간의 선택은 공간의 선택만큼 중요하며, 어떤 경우에는 가장 소중할 수도 있다. 배움에 때가 있는 것과 같이 결혼과 임신, 출산에도 때가 있다. 마치 봄에 씨앗 뿌려 가을에 수확하는 것과 같다. 이런 법칙은 인생에서도 예외가 없다. 아름다움도 때가 있는 것이다.

체질적인 약점을 잘 보강해야

체질적 약점은 순간순간 우리 곁으로 다가오고, 상황에 따라 자신에게 유리하게 작용할 수도, 불리하게 작용할 수도 있다. 소양인은 신장기능(콩팥, 방광, 자궁, 허리와 무릎, 귀, 치아, 관절과 상관있음)이 약하기 때문에 컨디션이 좋을 때에만 성욕구가 생기고 정상적인 능력이 발휘된다. 대신 소화기관이 튼튼하기 때문에 웬만큼 아파도 잘 먹는다.

반대로 소음인은 신장기능이 강하기 때문에 웬만큼 컨디션이 나빠도 성욕구가 생기고 정상적인 능력이 발휘되는 대신 소화기관이 좋지 않으므로 식욕은 떨어진다. 실제로 소음인 여성 중에는 임신중절수술을 하고 나서 얼마 지나지 않아 또 임신이 되는 경우가 있다. 자연히 소음인 여성은 연년생 자녀를 두는 경우가 많다.

태양인은 체질적으로 하체가 약하지만 젊을 때는 양기가 강한 편이다. 게다가 소양인과는 달리 섹스에 대한 관심이나 흥미가 많고 성적인 충동도 잘 느끼는 편이다. 태양인은 하체가 약하지만 소양인에 비해서는 강한 편이기 때문에 도덕적 기준이 느슨해질 수 있다. 그래서 다른 사람이 비난하더라도 이해하지 못하는 경우가 있다.

또 태양인 여성은 남성 친구가 많아서 오해를 살 수도 있다. 더구나 태양인은 더 차원 높은 사랑, 즉 육체적인 사랑보다는 정신적인 사랑이나 자신의 다른 목표에 대해 관심과 흥미가 많기 때문에 현실적인 도덕적 기준에 대해 불만을 표시하기도 한다. 한편 태양인도 여러 가지 이유로 임신 능력이 떨어지는 편이다. 그래서 젊어서부터 계획을 세워 임신과 출산에 대비해야 한다.

소음인 남성은 체질적으로 하체와 허리가 튼튼하고 신장기능이 왕성하여 정력이 좋은 편이다. 더욱이 서두르지 않고 자제력도 강해 불에 달군 돌같이 서서히 점점 뜨거워지는 스타일이다.

자신의 욕정을 최대한 억제해 가면서 분위기를 조성하고 여자의 반응을 살피며 달콤한 속삭임과 다정한 애무로써 여자를 서서히 리드해간다. 당연히 여성으로부터 가장 환영받는 이상적인 타입이다. 한 가지 흠이라면 소음인 남성은 대개 괜찮은 외모에 정력도 좋아 알게 모르게 바람기가 많다는 것이다. 정력이 좋을 뿐더러, 여성들에게 사랑받을 수 있을 만큼 외모도 준수하므로 이리저리 봐도 가능성은 충분하다.

특히 나이가 들면서 사회적으로 능력을 인정받고 지위가 높아지고 힘이 있으면 젊을 때보다 더 적극적인 성격으로 변하면서 제 세상을 만난 것처럼 행동한다. 때문에 그 배우자는 마음고생을 하는 경우가 많다.

소음인 여성은 신장과 방광 부위가 발달하고 상체에 비해 하체가 좋은 편이다. 엉덩이가 발달하고 자궁의 발육상태가 좋은 여성이 많아 체질적으로 아이를 잘 낳을 수 있는 장점을 지니고 있다. 하지만 기운이 약한 소음인 여성은 유산이 잘 되기도 한다.

태음인 남성은 체력도 좋고 정력도 대체로 좋은 편이다. 그러나 소음인 남성에 비해 여성에 대한 배려나 심리파악 등에 서투른 편이다.

또한 사랑의 테크닉에도 그리 능숙한 편이 못 된다. 침실에서는 단지 왕성한 힘만으로 여성을 만족시키려 하기 때문에 자칫 힘 하나로 해결하려는 인상을 줄 수도 있다. 그래도 워낙 정력이 좋기 때문에 어떤 체질의 여성에게나 무난한 편이다. 태음인 남성에게는 소음인 여성이 여러모로 적합하다.

언젠가 조사자료를 보니 요즘 특별한 이유가 없는 데도 불임 환자들이 늘고 있다고 한다. 따라서 소양인이나 태양인처럼 특별한 병도 없으면서 불임인 경우에는 우선 지압으로 치료를 시작해보는 것이 좋다.

불임은 주로 소양인 남성과 여성에게 많이 나타난다. 주로 성질이 화끈하고, 남의 일에 잘 끼어드는 사람들이 소양인 체질이다. 반면 소음인은 '양전한 고양이 부뚜막에 먼저 올라간다'는 속담처럼 '붙었다 하면 애가 생긴다'고들 말한다.

하지만 소양인은 좀처럼 임신이 안 되는 경우가 많다. 특히 만 28세 이상인 여성이 결혼을 했을 경우 더욱 어려울 수 있다. 그래서 소양인 체질인 여성은 되도록 일찍 결혼하는 것이 좋은데, 만약 늦게 결혼을 해서 아기가 안 생긴다면 '기해' 부분을 지압하고 발의 '삼음교'나 '곤륜' '부류' 혈을 자주 지압해주면 좋다.

예를 들어보자. 37세의 주부 권모 씨는 첫딸을 낳고 난 뒤, 여러 번 자연유산이 되어 임신이 잘 되지 않았다. 그러나 권모 씨는 체질개선을 하고 나서 7년 만에 임신을 할 수 있었다. 임신을 한 후 권모 씨는 몸이 찬 체질이라서 인삼을 건강식으로 하고 있는데 임신 중에도 괜찮은지 물은 적이 있었다.

임신 중 인삼의 복용에 대한 역대 의사들의 많은 견해가 있어 왔던 것은 사실이다. 하지만 대체로 임신 중의 태아는 왕성한 생명력을 가지기 때문에 산모의 몸이 뜨거워지고 대사가 활발해진다.

그러므로 평소 아무리 몸이 찬 체질이었더라도 열성이 강한 인삼 한 가지만 장복하는 것은 생리적으로 좋지 않다. 아무런 이유 없이 단지 체질만을 생각해 미리 약을 먹는다고 가정한다면 상식적으로도 그 해를 알 수 있을 것이다. 임신 중 약물복용으로 기형아가 생길까 우려하는 것과는 또 다른 건강의 차원에서도 바람직하지 않다. 다만 임신 중에 한두 번 인삼을 쓰는 것은 아무런 문제가 되지 않는다.

하지만 장기간 인삼을 복용하고자 하는 경우에는 평소에 가지고 있는 증상, 체질에 따른 신체적 약점 등을 살펴 여러 가지 약제를 추가함으로써 부작용은 최대한으로 줄이고 약효가 크게 해주어야 한다.

07 체질과
임신궁합 2

'무자식이 상팔자'란 말이 있긴 하지만 인간은 자녀를 낳고 키우면서 정신적 성숙과 내적 풍성함을 경험하게 된다. 그러나 쑥쑥 아이를 잘 낳는 사람이 있는가 하면 아이를 낳기까지 몇 년이 걸리는 사람들도 있다.

일상적 성생활을 해도 12개월 이상 임신이 되지 않는 것을 '낮은 수정능력(subfertility)'이라 한다. 이에 대한 많은 연구가 진행되고 있음에도 전체의 30% 가량은 아직 그 원인조차 모르는 것이 현실이다. 다만 스트레스가 큰 영향을 미친다는 점은 밝혀지고 있다.

의학적으로는 결혼 후 3년이 지나도록 또는 수유(授乳)를 끝낸 후 4년 동안 임신하지 못하는 것을 '불임증(不姙症)'이라 한다. 이는 다시 선천성 불임과 후천성 불임으로 나뉘는데, 선천성은 결혼 후 3년이 지나도록 아이가 없는 경우를, 후천성은 한 번 임신한 후 5, 6년간 임신을 못하는 경우를 가리킨다.

20대 중반에 결혼한 여성을 대상으로 연구했을 때 매주 평균 3회, 매월 평균 12회 정도 성관계를 갖는다고 하더라도 한 달에 임신할 확률은 불과 25%이고, 6개월 내에 임신할 확률은 63%이며, 1년 내에 임신할 확률은 90%에 지나지 않는다는 보고가 있다. 결국 약 10%는 불임이라는 얘기다.

그런데 요즘 세대들은 이미 30세 전후에 결혼하고, 결혼 초반에는 인생을 즐기기 위해 피임을 하는 관계로 임신의 가능성이 점점 낮아지고 있다. 또한 아이 양육에 대한 정신적 스트레스도 불임에 많은 영향을 미치고 있다.

불임의 직접적인 원인은 자궁경관협소, 자궁내막염, 질염, 자궁근종, 난관협착 등 자궁 자체의 기질적 병변에 기인한다. 그러나 우리는 주변에서 산부인과적으로 아무런 이상 소견이 없는데도 착상이 안 되어 임신이 되지 않는 경우를 자주 본다. 임신을 못해 병원을 찾아가 보지만 좀더 열심히 노력해 보라는 무책임한 답변만 듣고 돌아올 뿐이다. 이런 부부에게는 여성의 생식력이 가장 절정에 도달하는 시기라도 가르쳐준다면 큰 도움이 된다.

여성의 경우 한 달 중 막상 임신이 이루어질 수 있는 시간은 불과 24~36시간밖에 되지 않는다. 정상적인 28일 주기의 생리를 하는 여성이라면 생리 시작 일을 첫 번째 날로 잡아 14번째 날이 그날이다. 배란일 측정장치를 이용하여 미리 배란일을 알아둔다면 큰 도움이 된다.

소양인과 태양인에게 불임 많아

한방에서는 생식기를 주관하는 장기를 '신(腎)'으로 보기 때문에 불임의 원인을 '신허(腎虛)'에서 찾는다. 아울러 한방에는 자궁이 냉하다고 하는 개념이 있는데 '자궁허냉(子宮虛冷)' 또한 불임의 주요 원인으로 본다.

체질적으로 볼 때 임신이 잘 되는 체질이 있고, 반대로 임신이 잘 안 되는 체질도 따로 있다. 가장 문제가 되는 체질은 태양인이다. 그리고 소양인도 30세가 넘어서 임신을 시도하면 문제가 될 수 있다. 따라서 태양인, 소양인 체질인 경우 빨리 결혼해서 아이부터 만드는 것이 가장 중요하다.

또 일부 몸이 약하고 차가운 소음인 체질도 문제가 된다. 소음인은 몸을 따뜻하게 하는 것이 가장 중요하다. 태음인은 체중을 조절해서 기운 순환을 잘 되게 만들어야 한다. 또 소양인은 20대 중반에 결혼하는 것이 중요하고, 태양인은 항상 담백한 음식을 먹고 감정 조절을 잘해야 한다.

그러나 임신은 사람에 따라 그 확률이 다르다. 체질별로 차이가 있을 뿐 유전은 아니다. 임신이 잘 안 되는 부부는 태양인과 소양인이 결혼한 경우이다. 따라서 결혼 후 유산을 하지 않도록 해야 한다.

일반적으로 소양인과 태양인들에게 불임이 많은데, 이는 양인(陽人)들이 음인(陰人)에 비해 간(肝), 신(腎)의 하초(下焦) 발육이 미약하기 때문이다. 흔히 말하는 간혈허(肝血虛 : 간의 피가 부족함) 또는 신음허(腎陰虛 : 신장의 음기가 부족함)의 병증도 이들에게 많은 것이다. 이들은 평소 생리가 불규칙하고 생리통이 심하며 생리기간도 짧은 경우가 많다.

소음인은 여름철에도 찬물로 샤워를 못할 정도로 몸이 냉한 체질이다. 따라서 아랫배가 차고 설사나 냉성 변비에 시달리기도 한다. 이들에게는 자궁허냉에 따른 불임이 잘 찾아온다.

태음인은 허리가 절구통처럼 굵어 부잣집 맏며느리감이라 하는데, 말처럼 아이도 쑥쑥 잘 낳는다. 하지만 그런 태음인에게도 간혹 불임이 찾아오는데 이는 호르몬 이상에 기인한다. 이런 경우 1년 내내 생리가 없거나 정반대로 한 달 내내 생리를 하기도 한다.

기능성 불임은
체질 균형 잡아주어야

기질적 이상이 없는데도 아이를 못 낳는 '기능성 불임'의 경우는 대부분 체질적 불균형을 바로 잡아주면 좋은 치료 효과를 볼 수 있다. 그런 점에서 '체질 치료'는 급성 감염성 질환이 줄어들고 만성병, 성인병, 노인병이 늘어가는 현대인들에게 가장 확실하고 근본적인 치료를 기대할 첨단의학이다.

옛날에는 불임을 칠거지악 중의 하나라 해서 부인들이 소박도 맞고 했었는데 요즘은 남성들에 의한 불임이 생각보다 많다. 가장 중요한 것은 비정상이라는 사실이 남성에게 부담되지 않도록 해야 한다. 양기가 부족한 상태에서 검사상 정충이 비정상적이라는 소견이 나오더라도 약물치료로 회복될 수도 있기 때문에 적극적으로 치료를 받으면 된다.

요즘 신세대 부부들은 결혼하고 피임을 많이 한다. 신혼생활을 충분히 즐기기 위해서라지만 나중에 아기를 가지려고 하면 임신이 잘 안 되는 경우가 많다. 이런 경우 둘째 아기를 가질 때도 마찬가지다. 첫 아기를 가지고 터울을 생각해서 피임을 많이 하다가 막상 아기를 가지려고 하면 잘 안 생기는데, 오랫동안 피임을 하는 것도 임신을 하는데 방해가 된다.

또 정신적으로 불안한 상황에서는 임신이 잘 안 된다. 이때는 마음을 이완시키는 명상, 기공을 해보면 좋다. 피임과 마찬가지로 임신중절수술을 여러 번 한 사람들 중에도 불임 환자들이 많다. 임신중절수술은 출산을 하는 것보다 산모에게 더 나쁜 영향을 줄 수 있다.

한방에서는 유산을 작은 출산이라 하는데, 이런 경우 정상 분만한 경우와 똑같이 몸조리를 해야 한다. 또 자궁을 튼튼하게 만들어주는 것으로 불임을 해소할 수 있다.

비만과 불임도 관계가 있다. 갑자기 살이 찌면 생리가 불순해진다. 이런 경우에는 당연히 살부터 빼야 한다. 하지만 비만이라 하더라도 무조건 굶어서 살을 빼는 방식은 바람직하지 못하다. 기운 순환이 잘 되도록 도와주면서 생리가 정상화되어야 한다.

생리통이 있거나 생리불순이 있는 사람은 당연히 불임의 가능성이 높다. 이럴 때는 결혼 전에 한약을 복용하는 것이 좋은데, 상당수는 결혼 후 정상적인 성생활을 통해 생리통이 사라지는 경우도 많다. 혼자서 하는 지압법은 삼음교, 혈해, 곡천을 눌러주는 것이고, 익모초, 쑥을 자주 먹는 것이 좋다.

불임클리닉을 다녀보지 않은 사람들은 그 고통을 모른다. 매월 몇 번씩 병원에서 지정한 날에 다녀야 하는 괴로움은 엄청난 인내를 요구하기도 한다. 시험관 치료는 한 번 했을 때 임신 성공 확률이 불과 30% 내외지만 비용은 수백만원씩 든다. 그래서 몇 년 동안 불임클리닉에 다니다보면 몇 천만원이 금방 날아가기도 한다.

따라서 경제적으로 어려운 사람들은 시험관 시술 전에 침치료와 약물치료를 하면 도움을 얻을 수 있다. 특히 시험관 시술법으로도 실패한 사람들은 한방치료를 통해 산모의 건강을 회복한 다음에 다시 시험관 시술법을 받는 것이 효과적이다.

혼자서 해보는 불임 치료

불임클리닉에 다니는 것이 부담스럽다면 스스로 할 수 있는 치료법이 있다. 자궁혈이나 관원혈, 중극혈을 지압하거나 뜸을 뜨는 방법이다. 단, 치료기간이 많이 걸리는 게 단점이다. 3~6개월 정도 걸린다.

선조들은 쑥이나 익모초를 불임증 환자들에게 민간요법으로 많이 썼다. 대표적인 것이 쑥인데, 쑥은 성질이 따뜻해 아랫배가 차고, 냉이 많고, 불임이 있거나 유산을 자주 하는 부인들이 오랫동안 먹으면 임신하는 경우가 많다. 주로 3월 초순에 쑥을 뜯어서 응달에 말린 다음 냉동실에 보관하였다가 수시로 국이나 떡, 달임물을 만들어 먹으면 효과적이다.

익모초(益母草)는 한자로 '어머니를 이롭게 하는 풀' 이라는 뜻인데, 이름처럼 비록 맛이 약간 쓰다고 하더라도 불임 때문에 고민하는 사람이나 부인병이 있는 사람이 말려두었다가 달여서 먹든지 즙을 짜서 마시면 도움이 된다.

소양인은 산딸기를 많이 먹으면 정력을 보강할 수 있다. 딸기는 나무딸기와 덩굴딸기가 있는데 약용으로는 나무딸기를 쓰고, 식용으로는 덩굴딸기를 쓴다.

딸기는 소양인의 정력이 약해서 나타나는 증상을 치료한다. 대표적인 증상은 소변량이 적고, 밤에도 소변을 자주 보고, 허리와 무릎이 아프고 사타구니가 축축하고, 관절이 시린 것이 나타날 때 좋다. 즉, 너무 힘든 일을 무리하게 한 뒤에 몸의 체액이 고갈된 것, 여자들의 임신되지 않는 것을 치료한다.

또한 남자들의 발기부족을 치료하고 눈을 밝게 하며, 기운을 도와 몸을 가볍게 하고 머리털이 빨리 쉬는 집안 사람들의 머리털을 검게 유지되게도 한다. 옛날부터 서양에서는 여자들이 딸기를 많이 먹으면 얼굴색이 고와진다고 여겼는데, 실제로 양딸기에 많은 비타민 C는 여러 가지 호르몬을 조정하는 부신피질의 기능을 활발하게 하므로 체력을 증진시킬 수 있는 것으로 알려져 있다.

이 비타민 C는 독감 예방 및 치료제로도 탁월한 효과를 갖고 있으며 피부미용과 모든 중독의 해독제, 피로회복에도 좋다. 그런데 이 비타민 C는 약품으로 먹는 것보다 천연식품으로 섭취하는 것이 더 효과적이다.

옛날 금슬 좋은 부부가 살았는데 결혼 후 애기가 없어서 고민이었다. 어느 해 늦은 봄에 두 사람이 산에 나물을 캐러 갔다가 길을 잃고 말았다. 그러다가 배가 고파서 딸기를 실컷 먹고 집에 돌아왔다. 집에 와서 소변을 보앉더니 요강이 넘어질 정도로 소변줄기의 힘이 강해졌는데, 그때부터 딸기를 '엎을 복(覆)' 자와 '동이 분(盆)' 자로 쓴다고 한다. 물론 그 후에 애기도 가지게 되었다고 한다.

여성이 적절한 영양을 잘 섭취하면 자궁의 내막이 튼튼해져 착상이 잘 된다. 그러므로 임신이 잘 되지 않는 부부는 술과 담배를 끊고, 적절한 식생활을 통해 비타민과 미네랄을 충분히 섭취해야 한다. 그렇게 하면 산모도 건강해지면서 아기도 가질 수 있는 일석이조의 효과를 누릴 수 있다.

특히 결혼 후 2~3년밖에 되지 않았고 아이가 생기지 않은 부부들은 시험관 시술법을 시도하기 이전에 이 방법부터 해보면 좋을 것이다.

비타민, 미네랄도 좋지만 굴이나 조개에 들어 있는 아연도 임신에 도움이 된다. 특히 태양인과 소양인이 임신이 되지 않을 때는 권할 만하다. 하지만 태음인이나 소음인은 피하는 것이 좋다.

목욕탕에 가 보면 냉탕과 온탕을 번갈아 가며 냉온욕을 즐기는 남성들이 많은데, 이렇게 하면 정력이 좋아져 불임 해소에 도움이 된다. 남자의 음낭을 강화해서 정충 생성에 도움을 주기 때문이다. 그러나 정상적인 정자 생산이 가능한 사람은 굳이 그럴 필요가 없다. 단, 불임의 원인이 남자 쪽이라면 이런 방법도 도움이 된다.

또 불임 치료에 좋은 약차도 있다. 쉽게 구할 수 있는 재료로 약차가 있는데, 장기간 복용하면 효과가 좋다. 태음인에게는 녹용차, 칡차, 율무차가 좋으며 소양인은 산딸기차, 구기자차, 녹차가 좋다. 소음인은 생강차, 인삼차, 꿀차가 좋고 태양인은 모과차, 앵두차, 솔잎차가 좋다.

아기를 간절히 원하지만 태기가 없어 고민인 사람들의 고통은 말로 다할 수가 없을 것이다. 임신이 잘 되게 하려면 일상생활에서도 주의해야 할 사항이 많다. 여성들은 아랫배를 차갑게 하지 말아야 하고 돌이나 바위 위에 앉을 때는 반드시 손수건이나 옷을 깔고 앉는 습관을 가져야 한다.

남성들은 너무 꼭 끼는 바지를 입지 말아야 한다. 술은 과음만 하지 않으면 문제가 없다. 그러나 담배는 정자의 생산과 활동에 필요한 비타민 C를 파괴하기 때문에 삼가는 것이 좋다.

또 잦은 부부관계가 임신하는 데 도움이 된다고 생각하는 사람들이 많은 것 같다. 하지만 임신하기에 가장 좋은 상태를 유지하기 위해서는 4~5일 정도 금욕한 상태에서 배란기간이 되면 3일 동안 집중적으로 부부관계를 갖는 것이 중요하다.

여성은 어느 때 임신이 가장 잘 되느냐 하면 약 25세일 때 가장 높고, 이후에는 5세가 많아질 때마다 임신에 걸리는 기간이 2배 정도 길어진다. 또한 여성의 나이가 35세가 넘으면 임신 능력이 현저하게 떨어진다. 남성의 나이도 임신에 영향을 준다. 25세 정도일 때 가장 높고, 45세 이후에는 현저히 감소한다.

불임으로 고민하고 있다면 너무 조급하게 생각하지 말고 생활습관이나 식이요법부터 차근차근 바꿔나가는 것이 좋다.

08 체질과 산후 보약궁합

　출산 후에는 체액과 혈액의 손실로 기력이 약해지고 모든 관절과 근육이 이완된다. 이러한 산후 피로를 회복하고 허약해진 기를 보강하는 한편 각종 산후 질환을 예방하기 위해서는 보약을 먹는 것이 좋다.

　그러나 아무리 좋은 약이라도 자신의 체질이나 증세에 맞지 않으면 효과가 없다. 반드시 의사의 진단을 받은 뒤 자신에게 맞는 약을 복용한다.

　출산 후 보약을 먹으려면 제대로 진찰을 하고 먹어야 한다. 많은 사람들이 산후에 보약을 먹으면 살이 찐다고 생각하는데, 이는 잘못 알려진 사실이다. 목적과 증세, 체질에 맞게 먹는 보약은 신진대사를 원활하게 해 기운이 나게 하고 근육과 뼈를 튼튼하게 하며 피의 순환을 촉진한다.

　더구나 대부분의 한약재가 식물성이기 때문에 제대로만 사용한다면 군살을 분해하고 흡수하여 에너지원으로 활용되게 함으로써 불필요한 군살을 제거하는 데도 도움이 된다. 또한 산욕기에 생길 수 있는 질환을 예방하고 치료하는 역할도 한다.

출산 후 보약은
질환 예방에 좋아

산후에는 기혈을 보강하고 산후 질환을 예방하기 위해 보약을 먹는 것이 좋다. 단, 산후 보약을 쓰는 데는 원칙이 있다. 먼저 어혈을 풀어준 다음 기혈을 보강해주는 것이다.

출산 직후에는 훗배 아픈 것을 다스리고 오로(惡露 : 출산 후 나오는 분비물)를 잘 나오게 하며 열을 내리고 어혈을 풀어주어 자궁 수축을 돕는 약을 먼저 먹어야 한다.

다시 말해 출산 후 7일 전후로 나쁜 피를 내보내는 약을 2~3일분 복용하고, 10~15일째부터는 보약을 먹는 것이 좋다. 이때 늦어도 한 달 내에 먹어야 효과적이다.

또 임신 중에는 약을 먹지 않는 것으로 알고 있는데, 감기에 걸린 임산부는 한약을 복용하는 것이 좋다. 단, 몸을 보강하기 위해서라면 임신 마지막 달에 먹는 것이 무난하다.

출산 후 피해야 하는 음식과 꼭 챙겨야 하는 음식도 있다. 식혜나 엿기름이 들어간 음식은 피해야 한다. 젖이 마르기 때문이다. 미역국은 꼭 먹어야 하는데, 미역국은 늘어난 자궁을 빨리 수축하게 해주고, 나쁜 피를 내보내주기 때문이다.

소양인 체질은 미역국을 오랫동안 먹을수록 좋고, 소음인과 태음인은 삼칠일(21일) 동안만 먹는 것이 좋다. 이때 태음인과 소음인은 쇠고기를 넣고 끓이며, 소양인은 홍합을 넣고 끓이는 것이 좋다.

출산 후 의례적으로 부기를 빼기 위해 호박을 많이 먹는 것을 볼 수 있다. 태음인에게는 호박이 아주 좋다. 살이 무르고 피부가 흰 태음인이 호박을 먹고 나면 기분이 좋아질 것이다. 그러나 이때도 꿀은 넣지 말아야 한다. 반면 소양인은 호박탕을 먹고 나면 살이 찔 것이고, 소음인은 기운이 떨어지게 된다.

가물치탕은 음기를 보강해주고 소변이 잘 나가게 해준다. 또 부기를 빼주고 젖이 잘 나오게 하는데, 산후 우울증이 있는 이가 먹으면 마음이 편해져서 좋다. 가물치탕은 소양인 체질에 가장 적합한 보약인데, 속이 차고 소화력이 약한 소음인 체질이 먹으면 설사를 하고 식욕이 떨어지며 몸이 나른해진다.

모유를 먹이는 산모 중에 젖이 안 나와서 고민하는 경우가 있다. 한의학에서는 모유가 잘 나오지 않는 이유를 2가지로 꼽고 있다. 첫째는 기혈이 부족해서 몸이 허약한 경우이고, 두 번째는 신경을 많이 쓰거나 정신적으로 불안해서 간기울결(肝氣鬱結)이 되는 경우다.

또 산모가 피곤하거나 정신적으로 불안정하면 젖이 잘 나오지 않으며 다이어트 중이거나 흡연, 음주, 그리고 유방에 유선염이 있는 경우도 생각해 볼 수 있다. 따라서 모유를 잘 나오게 하려면 산모의 식생활, 수면습관, 스트레스 관리, 휴식 등 전반적인 생활습관이 중요하다.

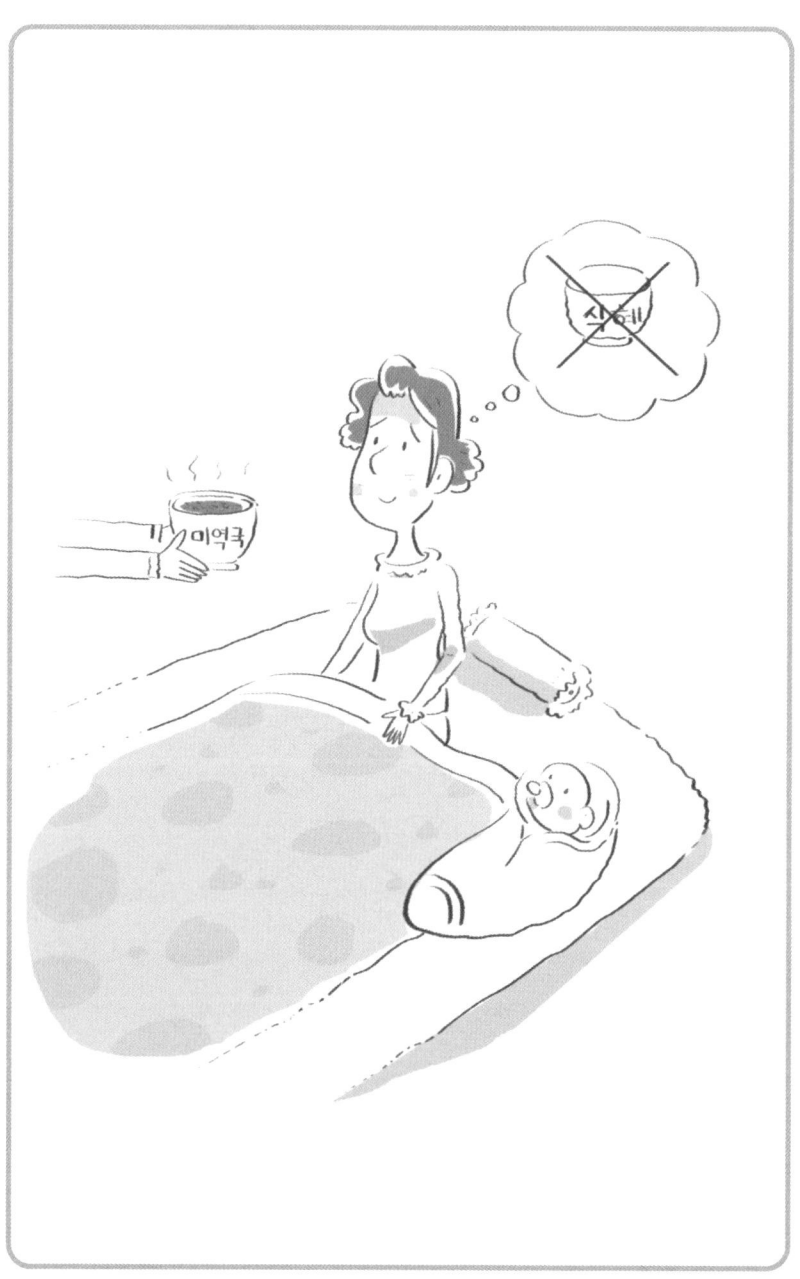

산후풍 예방과 치료법

아기에게 젖을 먹이는 기간에는 충분한 영양이 보충되어야 하기 때문에 우선 잘 먹어야 한다. 산모가 영양이 불충분할 때에는 모유 분비가 원활하지 못하게 되며, 식사를 충분히 하지 않거나 편식하게 되면 영양의 밸런스가 깨진다. 또 한밤중이나 자는 시간, 그리고 피곤할 때 젖을 먹이면 모유가 잘 나오지 않는다.

산모의 정신적인 요소도 모유 분비에 큰 영향을 미친다. 산모의 정신상태가 불안정하면 모유 분비를 촉진시키는 호르몬 분비가 나빠지기 때문이다. 특히 초산부의 경우에는 아기를 키우는 것이 불안하기 때문에 남편의 관심과 사랑이 더욱 필요하다. 아내에게 남편의 관심과 사랑은 육아에 대한 막연한 불안감을 해소해줄 뿐 아니라 산후 우울증 예방에도 좋다.

출산 후 몸이 많이 붓거나 젖이 나오지 않을 때 제일 좋은 것은 돼지족발이다. 돼지족발에 통초를 넣고 달여서 먹으면 젖이 많아지고 힘이 나면서 피부가 촉촉해진다. 물론 너무 뚱뚱한 사람은 주의해야 한다.

외국에서는 산후 몸조리를 거의 하지 않는다. 출산 즉시 샤워하고, 보행 연습하고, 출산 후 2~3주 후에 오로만 나오지 않으면 정상적인 잠자리를 갖고, 매우 빠르게 일상생활로 돌아간다. 출산휴가는 단지 아이를 키우기 위해 갖는다.

그러나 우리나라에서는 산후 몸조리를 위해서 삼칠일(21일) 동안은 반드시 인정받은 몸조리 기간으로 잘 활용하고 있다. 우리나라 사람은 서양인 여성에 비해 몸이 약하다.

그러나 문제는 항상 약한 소양인과 소음인에게서 발생한다는 것이다. 물론 튼튼한 태음인도 있다. 《대지》에 나오는 왕룽의 부인을 봐도 알 수 있다. 밭에서 일하다 집안에 들어와 혼자서 출산한 다음 다시 일하러 나가지 않는가.

하지만 한국 사람은 적게 먹고 적게 움직인다. 서양식으로 했다가는 평생 후회할 것이다. 옛사람이 시키는 대로 따르지 않았다가 후회하는 사람 엄청 많다. 바로 산후풍으로 고생하는 것이다.

아기를 낳고 난 뒤 임신과 분만으로 발생되었던 자궁, 골반 등 전신의 모든 기관 기능이 서서히 회복되기 시작하여 임신기간 이전의 상태로 돌아가는데 소요되는 기간을 산욕기(産褥期)라 한다. 산욕기는 개인적 차이가 있으나 대체로 6~8주 정도의 기간이 걸린다. 이 기간에 조리를 잘못한 경우에 발생되는 일련의 후유증 증후군을 산후풍(産後風)이라고 말한다.

산후풍이란 병명은 우리나라에서 예로부터 항간에 널리 퍼져 내려오는 속칭어로, 부인이 아기를 낳은 뒤에 섭생을 잘하지 못하여 얻은 병을 총 집약하여 민간에서 통용되고 있는 병명이다.

산후풍은 날이 궂으면 심해진다고 해서 '날궂이 병'이라고 부르기도 한다. 한방에서는 기본적으로 산후에 땀구멍이 열려 있는 상태에서 찬 기운이 인체에 침입하거나, 뼈와 근육이 이완돼 있는 상태에서 무거운 짐을 드는 등 무리한 일을 했을 때 발병하는 것으로 파악한다.

또 산후 몸조리를 하는 과정에서 아직 기운이 충분히 회복되지 못하고 몸속의 어혈이 남아 있기 때문에 나타나는 질병으로 보고 있다.

산후풍은 빨리 치료할수록 치료기간을 단축시키며 그 후유증을 최소화할 수 있고, 발병 후 시간이 흐르면 그만큼 시간이 길어진다. 실제로 산후풍의 치료가 적절하게 이뤄지지 않을 경우 신경통이나 류머티즘 관절염 등으로 이행되어 평생 고생할 수도 있다.

산후풍의 의미를 한자로 풀어보면 '아이를 낳고 난 뒤에 바람을 맞았다'는 뜻이다. 산후에 일정하게 아픈 곳이 고정되어 있지 않고 여기가 아팠다 저기가 아팠다 하고, 한 가지 아픈 증상만이 있지 않고 여러 가지 불편한 증상이 함께 나타나는 것 등이 형태가 자주 바뀌는 바람의 속성과 같으므로 산후에 나타나는 여러 증상을 통틀어 산후풍이라 불렀다고 볼 수 있다.

임신과 분만은 자궁 및 그 주위를 싸고 있는 골반에만 영향을 미치는 것이 아니라 전신의 관절 및 모든 장기에 영향을 미친다. 출산 후에는 임신과 분만으로부터 발생되었던 자궁 및 전신의 변화가 서서히 회복되기 시작하는 대략 6~8주 후에는 임신 이전의 상태로 회복되는데, 이 기간에는 산모의 기혈이 극도로 허약해진다. 그러므로 여러 가지 질병이 발생하기 쉬운데, 이렇게 출산 후 산모에게 나타나는 여러 가지 병적 증상을 넓은 의미에서 산후풍이라 한다.

한방에서는 산후풍을 예방하기 위해서 분만 후를 시기별로 나누어 침보다는 약물을 위주로 치료한다. 민간에서는 모유를 수유하는 중에 한약을 복용하면 안 된다고 알려져 있으나 이것은 잘못된 것으로 산후조리약 복용과 수유와는 무관하다.

올바른 산후조리 방법은 건강하고 젊은 여성보다 노산(老産), 난산(難産),

허약자, 제왕절개, 분만 중 하혈이 심했거나 유산을 많이 한 사람에게 더욱 주의를 기울여야 한다. 산후조리의 제1조건은 안정이다. 산후 몸조리를 최소한 삼칠일 하는 것은 온몸의 기혈이 매우 부족하기 때문이다.

그러나 요즈음은 예전과 달리 몸조리를 할 수 있도록 도와주는 사람이 없다. 그래서 대부분 산후조리원을 이용하는데 신생아 위생만 보장된다면 매우 바람직한 현상이라 볼 수 있다. 점차 한방병원에서도 산후조리를 도와주고 있으므로 조만간 출산 후에 오히려 더욱 건강해지는 상황도 올 수 있을 것으로 추정해본다.

출산 후 100일 동안은 과로를 피하고 정신적으로도 안정을 취해야 한다. 무거운 것을 들거나 손빨래를 하는 것과 같은 관절에 무리가 가는 일도 피해야 한다. 찬물이나 찬바람에 직접적으로 노출되는 것을 피하고 몸을 따뜻하게 하되 지나치게 땀이 많이 나지 않도록 한다. 또 충분한 영양을 섭취하되 찬 음식과 딱딱한 음식은 피해야 한다.

출산으로 인해 산모의 신체기능은 온전한 것이 거의 없다. 어느 산부인과 의사는 눈동자를 움직이는 근육도 늘어난 상태이므로 책이나 텔레비전 시청도 조심해야 한다고 말했다. 책이나 신문은 그림이나 큰 제목만 읽고, 텔레비전은 켜놓되 소리만 들으라고 했을 정도로 산후의 몸조리는 한의사나 양의사나 모두 인정하는 중요한 섭생법이다.

산후 몸조리는 서양인과 우리나라 방식에서 매우 차이가 많다. 미국식 출산법은 출산 즉시 샤워하고 아기를 안고 퇴원하는 것인데 한국식은 적어도 1주일 정도 따뜻한 곳에서 몸조리를 하게 하며, 따뜻한 물로 샤워하는 것도 금지하는 편이다. 이것은 문화의 차이 이전에 체력의 차이로 이해해야 한다.

서양인들은 많이 먹고 많이 움직이는 방식을 따르는데 비해 우리나라 사람들은 적게 먹고 적게 움직이는 방식으로 살아왔다. 그러므로 기운의 강약과 체력의 차이가 날 수밖에 없다. 매우 건강한 사람이라면 출산 즉시 샤워하더라도 큰 문제가 없을 것이지만 몸이 약한 사람은 출산 후에 많은 고생을 하게 된다. 또 서양인 중에서도 출산 후 즉시 샤워한 다음에 산후풍으로 고생하는 경우가 꽤나 많았다.

필자가 로스앤젤레스에 교환교수로 가 있을 때, 베버리 힐스에 사는 몸이 약한 여성들 중에서도 산후풍으로 고생하는 환자들을 치료한 경우가 많았다. 그러나 미국 병명 가운데 산후풍이라는 것 자체가 없다보니 그냥 고생하며 살고 있었다.

그래서 필자가 우리나라에서는 이런 병의 원인을 출산에서 오는 것으로 보고 치료한다고 했더니 거의 감격하는 수준에서 치료를 받곤 했었다. 마치 화병이 우리나라 정신과 의사의 제안에 따라 국제적인 병명이 된 것처럼 산후풍도 머지않아 정식 질병분류에 들어갈 것으로 기대해 본다.

출산 후 가벼운 샤워는 산후 1주일 후에 하는 것이 바람직하고, 탕 속에 들어가서 하는 목욕은 오로가 멎으면(대개 산후 4~6주 이후) 따뜻한 물로 가볍게 하는 것이 적당하다. 산후 성생활은 상처가 아물고 오로가 끝난 6~8주 후가 적당하다.

요즈음 젊은 부부 가운데는 제왕절개술로 분만한 다음 즉시 성생활을 하다가 산모가 진땀을 흘리는 경우도 자주 발생한다. 임신 말기부터 한 달 이상 동안 금욕하느라 고생한 남편을 위해 서비스한다는 심정으로 응했다가 고생하는 경우가 있는데 절대로 출산 즉시 성생활을 해서는 안 된다. 남성과 달리 여성은 출산준비 과정에서 골반관절이 느슨해져 있고 자궁 주위의 근육이 매우 피로하기 때문에 최소한 한 달 반 이상은 금욕해야 한다.

골반을 형성하는 뼈 가운데 음모가 난 앞쪽을 치골이라고 하는데 여성들은 분만 시 산도의 출구를 넓히기 위해 이곳이 느슨해진다. 즉, 뼈가 늘어나게 되므로 몸 상태가 매우 허약하게 된다. 더구나 자연분만을 시도했다가 산도가 좁아서 다시 제왕절개술을 시행한 산모는 두 달 이상 금욕해야 하고, 몸조리에 더욱 신중해야 한다.

상당수의 산후풍 환자는 자연분만을 시도했다가 12시간에서 많게는 20시간 가까이 진통을 겪은 다음 어쩔 수 없이 제왕절개술을 시행했던 산모 중에서 나타난다. 따라서 미리 출산에 대비해 운동을 하거나 근육을 강화해야 건강한 상태에서 출산할 수가 있다.

세상은 점점 편한 것을 좇아가고 있다. 그래서 정상 분만보다 제왕절개술을 따르는 사람도 늘어가고 있다.

우리나라의 제왕절개율은 2001년 40.5%에서 2006년 36%로 떨어지고 있으나 아직도 산모 100명 가운데 36명이나 제왕절개로 아이를 낳고 있다. 이 수치는 세계 최고인데, 미국의 경우는 2004년 29%로 우리나라보다 낮다. 물론 산모의 출산 연령이 증가하면 자연분만보다 제왕절개율이 올라갈 수 있지만 우리나라는 그 비율이 너무 높다고 봐야 한다.

한편 유산은 정상 분만보다 몸에 미치는 손상이 더 클 수 있으므로 반드시 몸조리를 하여야 한다. 《동의보감》에 보면 유산은 아직 익지도 않은 밤껍질을 강제로 벗기고 알밤을 까는 것과 같아서 자궁이나 자궁 부속기에 많은 부담을 준다고 설명하고, 출산과 마찬가지로 몸조리를 해야 한다고 강조하고 있다.

제왕절개수술로 분만을 하는 경우, 조속한 자궁수축 및 상처 치유를 위해 가벼운 운동을 하는데 이때도 너무 무리하거나 찬바람을 쐬면 산후풍의 증상이 나타날 수 있으니 주의해야 한다.

산후에 몸조리를 할 때는 체질별로 유익한 음식을 먹는 것도 도움이 된다. 이럴 경우에 태음인은 꼬리곰탕, 호박탕, 잉어탕을, 소양인은 가물치탕과 미역국을, 소음인은 삼계탕이나 보신탕을, 태양인은 붕어탕이 좋다. 산모들의 몸조리는 본인이 챙기는 것도 중요하겠지만 아무래도 가족들이 조금씩만 신경을 써주면 산모의 건강회복에 많은 도움이 될 것이다.

여름 출산에도 산후관리 힘써야

무더운 여름의 출산은 다른 계절보다 더 많은 고통이 따르게 마련이다. 무엇보다 긴 더위와의 싸움이 힘겹다. 덥다고 에어컨이나 선풍기 바람을 직접 쐬면 찬 기운이 근육과 뼈에 들어가 저리고 아프게 된다. 되도록 간접적으로 시원하게 하고 얇고 긴 옷을 입는 것이 좋겠다. 또 산후에 여러 가지 질병을 동원할 수도 있다. 가장 빈번하게 나타나는 것이 바로 산후풍이다.

옛날에는 산후에 나타나는 통증이라고 해서 산후통이라고 했다. 그 다음이 소변을 참지 못하고 자주 보는 요실금이다. 가장 대표적인 산후 질병으로 요실금이 있는데, 집에서 간단하게 치료할 수 있는 방법이 있다.

먼저 항문 괄약근을 조였다 풀었다 하는 훈련법이 있다. 또한 따뜻한 물에 엉덩이를 담그고 있는 좌욕법이 있다, 병세가 가볍지 않으면 요강에 마른 쑥을 넣고 연기를 피운 다음 그 위에 앉아 있는 훈증법이 있다. 또한 관원혈 마사지법도 있다.

출산 후 변비와 치질 때문에 고생하는 주부들이 많다. 임신 중에는 배의 압력이 증가한다. 그럴 때 변비가 생기면 항문 주위에 지나친 힘이 더해지고 마침내는 혈액이 정상적으로 순환하지 못한다. 그래서 치질이 생기는 것이다.

치질은 혈관 속의 피가 제대로 올라가지 못할 때 발생한다. 그냥 살이 튀어나오는 것이 아니라 혈관이 부풀어 오르는 것이다. 따라서 대변이 잘 나오도록 약물치료나 식이요법을 시행하고, 그 다음에 기운이 보강되도록 해야 한다.

어른들은 산모를 따뜻하게 해야 한다고 여름에도 땀을 많이 내게 하는데, 땀을 지나치게 내면 근육이 뻣뻣해지고 관절이 쑤시며 아프게 되는 등 산후풍의 증상이 나타날 수 있으므로 산후 3일 정도만 땀을 내는 것이 좋다.

다음은 기혈의 순환 부족에 따른 부종이다. 기혈 순환을 도와줄 최고 음식은 역시 미역과 호박이다. 미역국은 처음부터 기름지게 먹으면 혈액의 순환을 방해하므로 멸치를 넣어 끓여 먹는 것이 좋다.

호박은 잉어나 미꾸라지 등 단백질이 풍부한 음식과 곁들이면 젖을 잘 나오게 하고 부기를 빼주는 효과가 있다. 산후에는 기혈이 부족하므로 영양이 풍부한 음식을 먹고 되도록 자극적이고 지방이 많거나 찬 음식은 피해야 한다.

여성들이 출산 후 겪게 되는 최고의 스트레스는 비만이다. 초산의 경우는 100일 정도가 되면 대개 임신 전의 몸무게에 가깝게 돌아오며 젖을 먹인 산모가 훨씬 회복력이 빠르다.

산후 비만은
기혈 부족이 원인

산후 비만은 다른 비만과 달리 임신 중 식습관과 산후의 기혈 부족으로 생긴다. 그러나 기혈이 부족하다고 비싼 보약부터 먼저 먹는 것은 현명하지 못하다. 산후 오로가 다 배출되지 못한 상태에서 보약을 먹으면 오히려 기혈의 순환이 나빠지고 에너지 대사가 둔하게 되어 축적된 지방이 잘 분해되지 않는다. 그러므로 산후에는 서두르지 말고 체질과 증상에 맞춰 약을 먹는 것이 바람직하다.

산후 오로의 제거, 기혈의 보충, 부종을 해결한다면 건강과 비만을 동시에 해결할 수 있다. 먼저 산후 여성의 몸 상태를 정확히 안 후 음식을 선택하는 게 좋은데, 산후에는 지방질 부족으로 피부가 건조해져 있고 위장의 기능 또한 약해져 있는 상태다. 따라서 기름진 음식이나 섬유질이 많은 것, 단단한 것은 피하고 소화가 잘 되는 음식부터 섭취하기 시작하여 점차 영양가 있는 음식으로 바꾸어 나가야 한다.

또한 출산 시 소모된 혈액을 보충하기 위해서 철분과 단백질이 충분히 함유된 음식을 섭취해야 한다. 구체적으로 산후에 먹어서 좋은 음식은 단백질과 무기질이 풍부한 음식과 유즙분비의 촉진을 위해서 물고기, 우유, 닭고기, 계란 등 동물성 단백질이 풍부한 식품과 채소, 과일 등 비타민을 많이 함유한 식물성 식품, 철분 및 칼슘이 풍부한 멸치와 같은 작은 생선류가 좋다. 또 감자국, 토란국, 곰국 등과 같이 걸쭉한 국물과 미역국을 많이 먹어야 한다.

미역국은 요오드 성분과 무기질이 다량 함유되어 있어 피를 맑게 하고 젖을 잘 나오게 할 뿐 아니라 산후풍을 없애고 부기를 빼는 작용이 있다. 그 밖에 호두, 깨, 꿀, 복숭아, 수세미, 팥 등도 산후 회복에 도움을 주는 음식물로 알려져 있다.

산모가 가장 융숭한 대접을 받는 산후조리 기간, 몸에 좋다는 음식을 이것저것 다 먹어봐도 왠지 몸이 예전같지 않고 기운이 없다거나 회복이 더디다면 누구나 보약을 찾게 된다. 또 건강한 산모라 하더라도 산후에 보약을 먹으면 좋다고 하는 것은 누구나 다 아는 사실이다.

그런데 보약을 언제 쓰는 것이 좋은지에 대하여 아는 사람은 많지 않다. 산후 보약은 단순히 몸에만 좋은 게 아니라 허약해진 산모의 기혈을 보하여 산후 회복을 빠르게 하고 산후병을 예방하는 효과가 있다.

09 체질과 지압궁합

　어렸을 때 배가 아프다고 하면 할머니께서 '할머니 손은 약손'이라며 아픈 부위를 만져주시던 기억이 누구에게나 있을 것이다. 그러면 이상하게도 금세 아픈 배가 가라앉곤 했다. 바로 그것이 지압이다. 지압으로 아픈 부위나 질병의 치료가 가능하다는 사실은 이 경험만으로도 입증된다.

　지압의 기본은 기운이 뭉친 곳을 풀어주어 기운이 더 잘 흘러가게 도와주는 것이다. 우리 몸은 어디를 눌러도 아프지 않아야 한다. 만약 눌러서 아프다면 이상이 있다는 표시다. 명치를 눌러서 아프면 소화장애가 있는 것이고, 배꼽을 눌러서 아프면 장이 나쁘다는 뜻이다. 어떤 사람은 누르거나 두들기면 시원하다고 하는데 이는 몸이 허해서 그렇다.

　별다른 질병이 없는 건강한 사람일지라도 뒷목이 뻐근하고 쉽게 피로해지는 것을 느낄 때가 간혹 있을 것이다. 그것은 스트레스가 많이 쌓여서 그러하며 지압만으로 충분히 치료가 가능하다.

　발바닥의 용천혈 부위를 자극하거나, 눈을 감고 입을 벌린 채 목 뒷덜미에 있는 풍지와 풍부혈을 주먹으로 가볍게 2~3분 두드려주면 된다. 그리고 어깨에서 가장 높이 솟은 부위인 견정혈을 두드리면 기분도 상쾌해지고 긴장된 근육이 이완되면서 새로운 의욕이 솟아난다.

컴퓨터 작업할 땐 90분마다 지압을

　요즘 현대인들은 컴퓨터를 이용해서 작업을 많이 하다보니 눈이 뻑뻑하고 어깨와 목이 아프고 무겁다. 심지어 전신이 많이 피로하다며 고통을 호소하는 사람들도 많다. 실제로 눈이 피로하면 온몸이 피로할 수 있다.

　따라서 컴퓨터로 작업을 하는 사람들은 1시간 30분에 한 번은 눈을 생각해서 지압을 해주면 좋다. 간단하게 할 수 있는 지압법은 다음과 같다.

　엄지와 새끼손가락을 제외한 세 손가락으로 눈 밑 승읍혈을 지긋이 눌러준다. 그런 다음 양손 중지로 눈과 콧대 사이의 정명혈을 가볍게 비빈다. 눈꺼풀을 가볍게 쓰다듬고, 눈썹을 좌우로 눌러준다. 마지막으로 엄지로 뒷머리 움푹한 곳에 있는 풍지혈을 눌러주면 된다.

　스트레스가 심해지면 속도 울렁거리고 머리가 깨질 듯 두통이 심해지며 이 때문에 거의 매일 두통약을 먹는 사람들도 있다. 그런가 하면 편두통을 호소하는 현대인들이 참 많은데 고혈압 때문에 나타나기도 한다. 이럴 때는 뒷목이 뻣뻣해지고, 뇌압이 올라가기도 한다.

우선 손가락에 힘을 줘서 머리 피부 곳곳을 돌아가면서 꾹꾹 누른다. 그런 다음 뒷머리와 목 사이 움푹한 풍지혈을 5초 동안 누른다. 마지막으로 관자놀이에 있는 태양혈을 꾹꾹 누른다.

소음인들은 발바닥에 있는 용천혈을 자극하면 두통이 사라지고, 태음인은 엄지발가락과 두 번째 발가락으로 이어지는 부위의 행간혈을 눌러주면 효과적이다.

소화가 안 되거나 체했을 때 민간요법으로 손을 딴다. 그러면 금세 속이 편해지고 정신이 편안해진다. 체했을 때 좋은 지압법은 손끝이나 발끝을 부드럽게 주물러주는 것인데, 이렇게 하면 혈압도 내려가고, 체온도 떨어져 막혔던 기운이 소통된다.

이 외에도 '기막힌 일'이 발생했을 때는 풀어주지 않으면 안 된다. 이때 가장 간단한 것이 바로 손끝과 발끝을 따서 피를 보는 것이다. 그러면 금방 정신이 돌아오고 속이 편해진다. 또한 발등의 태충을 눌러주거나, 엄지손가락과 둘째손가락 사이에 있는 합곡혈을 눌러주고, 그래도 낫지 않으면 중완을 지압하는 것이 효과적이다.

가끔 보면 아기들이 이유 없이 토하고, 푸른색 대변을 볼 때는 엄마들이 많이 당황한다. 아기의 경우에는 약을 먹이기도 쉽지 않은데, 이때도 지압으로 낫게 할 수 있다. 어른들이 체했을 때와 비슷한 방법으로 지압을 해주면 가정에서도 간단하게 치료할 수 있다.

물론 침치료를 하면 1~2번 만에 낫지만 집에서 엄마가 살살 눌러주어도 낫는다. 어떤 면에서는 이 방법이 오히려 약보다 더욱 효과적이다.

감기는 호흡기가 약한
태음인이 잘 걸려

여름에도 감기에 걸린 사람들이 많다. 어떤 사람들은 1년 내내 감기에 걸려서 골골하는 사람들이 있는데, 감기에 잘 걸리는 체질이 따로 있다면 놀랄 것이다. 감기는 호흡기가 약한 태음인이 잘 걸린다. 1년 내내 감기에 걸리는 사람들도 대부분 태음인이다.

물론 지나친 피로 상태가 지속되면 체질과 아무 관련 없이 걸리는 질병이 바로 감기다. 지혜로운 사람은 감기가 오는 징후를 알아챌 수 있지만 대부분의 사람들은 감기 초기 증상을 무시하다가 결국 심한 감기 증세로 고생을 한다.

모든 병이 마찬가지이지만 감기도 초기 치료가 중요하다. 일단 감기 증상이 나타나면 엄지손가락에 있는 '소상' 혈을 자극해주면 좋고, 그 다음 목 뒤쪽 '풍지'와 '풍부' 혈을 눌러주면 좋아진다. 또 감기 예방을 위해서는 손목에 있는 '태연'을 자극하는 것도 도움이 된다.

약을 먹기 싫어하는 아이들은 지압으로 감기를 치료해주면 좋다. 특히 목 뒤쪽에 있는 '풍지'와 '풍부'는 스트레스 완화에도 좋은 지압점이다. 수시로 눌러주면 감기 예방에도 도움이 되고, 스트레스 해소에도 좋다.

주로 소음인은 불규칙한 식사와 심한 스트레스 때문에 위염이 많다. 그래서 사상체질의학에서는 '소음인은 소화만 잘 되면 어느 정도는 건강한 상태'라고 말한다. 만성 위염일 때는 '내관'과 '어제'를 자극하면 좋고, 식사 후에 위가 아프거나 속이 쓰리다면 '중완'을 자극하는 것이 좋다.

또 식사 전후로 귓바퀴에 있는 '위점'을 수시로 눌러주면 웬만한 약물치료보다 효과적이다. 단, 중완을 눌러줄 때는 누운 자세에서 해야 한다.

요즘 현대인들 중에 요통 때문에 고생하는 사람이 많은데, 요통도 지압으로 치료가 가능하다. 요통은 소양인 체질에 많다. 소양인은 선천적으로 오장육부의 장부구조상 허리 부분이 약하기 때문이다.

우선 소양인 체질은 너무 오래 앉아 있거나 과로를 피해야 한다. 또한 수시로 허리를 보강할 수 있도록 '곤륜' 혈을 자극하는 것이 좋다. 침대에 엎드린 채 다리 무릎 뒤쪽에 있는 '위중'을 눌러주거나 '신수'와 '지실'을 지압해주면 요통 치료에 효과적이다.

지압으로 응급처치도 가능하다. 어지러워서 쓰러진 경우나 정신적으로 흥분한 상태에서 넘어진 경우에 자칫 의식을 잃을 수도 있다. 구급법이 필요한 장소나 상황에서 대부분 사람들은 우물쭈물하기만 하다가 초기 대응 기회를 놓치곤 하는데, 이럴 때는 팔다리를 주물러 주면서 코밑과 윗입술 사이에 있는 '인중' 혈을 엄지손가락 끝으로 강하게 자극하면 정신이 돌아온다.

밤에 잘 자던 아기가 갑자기 열이 높아지고 정신을 잃을 때면 엄마들이 많이 당황한다. 이럴 때는 바늘을 불에 달구었다가 식힌 다음에 손끝과 발끝을 따고, 1~2방울의 피를 내보내기만 해도 정신이 돌아오고, 열도 떨어진다. 그 다음 병원에 가면 위기를 넘길 수 있다. 이 방법은 혈압이 높아서 쓰러진 경우에도 좋다.

몸의 한 부분이 결리고 아프면 생활의 활력이 많이 떨어진다. 이때 가족의 건강을 위해서라도 간단한 지압법을 실천해보자.

지압은 질병 치료뿐 아니라 미용에도 좋다. 아무래도 요즘 여성들의 최대 관심은 피부미인일 것이다. 피부미용에 좋은 지압법이 있다면 여성들에게는 분명 희소식이 아닐 수 없을 것이다.

《명심보감》에 보면 "부잣집 가구는 반짝이고, 덕이 있는 사람은 피부에서 윤기가 난다"는 말이 있다. 또 '피부는 내장을 비추는 거울'이라고도 한다. 이를 바꿔 말하면 나빠진 내장을 치료함으로써 피부 트러블도 해결할 수 있다는 것이다.

대체적으로 얼굴의 병은 위 경락을 치료해야 한다. 특히 거친 피부나 기미가 많을 때는 위 경락을 마사지하면 좋은데 대표적인 혈 자리가 인영이다. 인영은 왼쪽을 먼저 누르고, 다음에는 오른쪽을 3초간 3회씩 눌러주면 된다. 신수나 지실, 중완을 눌러줘도 효과적이다.

피부 트러블 원인 중에 빼놓을 수 없는 것이 변비인데, 특히 여성들 중에 만성 변비로 고민하는 경우가 많다. 물론 이 경우도 치료할 수 있는 지압법이 있다.

변비는 대장이 약해서 오는 경우도 있고, 습관이 나빠서 올 수도 있다. 가장 먼저 배꼽 양쪽 4cm 부위에 있는 천추, 8cm 부위에 있는 대횡혈을 눌러주고, 그런 다음 지구혈을 자극하면 변의가 느껴진다.

얼마 전 한동안 얼굴이 작아지는 경락법이 유행한 적이 있었다. 한의학에서도 그런 치료법이 있는지 묻는 경우가 간혹 있는데, 얼굴이 자주 붓는 경우에는 부종을 치료하고, 볼에 살이 많으면 그 부위를 집중적으로 마사지해서 지방을 없앨 수 있다. 그러나 뼈가 큰 경우에는 어쩔 수가 없다.

또한 다이어트 하는 사람들이 많아졌는데, 간단한 지압법으로도 살을 뺄 수 있다. 귓바퀴 가운데 배고픔을 덜어주는 기점, 위점, 폐점, 내분비점, 신문점을 지속적으로 자극하면 다이어트에 효과적이다.

가정에서도 손쉽게 할 수 있는 지압법을 알아두면 가족의 건강을 지키는 데 유용하다. 증상별 지압법을 잘 기억해 뒀다가 증세가 나타나기 시작할 때 적용하면 약을 쓰지 않고도 치료가 가능하기 때문이다.

10 체질과 술궁합

　가장 최초로 술을 빚은 생명체는 사람이 아닌 원숭이로 알려져 있다. 술의 기원은 깊은 산의 원숭이가 나뭇가지의 갈라진 틈이나 바위의 움푹 파인 곳에 저장한 과실이 우연히 발효된 것을 인간이 먹어보고 맛이 좋아 계속 만들어 먹었다고 한다.

　이 술을 일명 원주(猿酒)라고 하는데, 과실주는 인류가 목축과 농경을 시작하기 이전인 수렵채취 시대에 이미 존재했을 것으로 추정된다. 과실이나 벌꿀과 같은 당분을 함유하는 것들은 용기 속에서 효모가 작용하여 자연적으로 발효되어 시큼한 술이 된다.

　참고로 멕시코의 아즈텍족은 용설란의 수액을 발효시켜 데킬라를 뽑아냈고, 이집트인들은 대추야자 열매에서 야자술을 만들어냈다.

술의 원료는 주식, 풍속과 밀접

술도 음식이다. 적당히 마시면 신진대사나 스트레스 해소에 도움이 되고 대인관계에도 보탬이 되어 복주(福酒)가 되지만, 지나치게 과음하면 오히려 화근이 되어 건강은 물론 만사를 그르칠 수 있다. 따라서 술은 현명하게 마셔야 독이 안 된다. 한방에서는 체질별로 맞는 술과 음주법이 따로 있다.

폐기능이 발달하고 간기능이 약한 태양인은 술에 대한 해독 능력이 선천적으로 떨어지므로 술 자체가 해롭다. 특히 기운을 발산하려는 특징이 강하기 때문에 기운을 모아줄 수 있는 오래 숙성된 술이 좋다. 몸에 맞는 술은 포도주, 솔잎주, 모과주, 오가피주 등이며, 육류 안주보다는 생선회나 과일 안주가 좋다. 음주시간은 길게 천천히 마신다.

태음인은 태양인과는 반대로 간기능이 발달해 있고 폐기능이 약하다. 이 때문에 태음인은 다른 체질에 비해 비교적 술과 궁합이 잘 맞아 애주가가 많은 편이다. 비록 술병을 앓았다고 하더라도 다음날이 되면 다시 술자리를 마련하고, 사양하지 않게 된다.

옛날의 우임금도 태음인 체질이었기 때문에 술에 대해 경고문을 작성했다. 그것이 바로 《서경》의 '주고(酒誥)' 편이다. 하지만 성인에 속하는 우임금조차 결국은 술에서 헤어나지 못해 중풍에 걸리고 말았다.

장의 기운이 찬 태음인은 보리의 찬 성질을 지닌 맥주는 몸에 잘 맞지 않다. 반면 소주는 숙취가 덜하고 음주 후 설사를 예방해준다. 체질에 맞는 약주로는 소주, 대나무술, 죽엽주, 더덕주 등이 있으며, 안주는 육류 안주가 좋다.

몸에 '화(火)' 기운이 많은 소양인은 찬 성분의 술이 몸에 맞다. 즉, 과도한 위장의 열기로 기운이 상체로 오르기만 하는 소양인은 위의 열을 식혀주는 맥주나 포도를 원료로 한 와인 등이 좋다. 반면 단기간 증류한 소주는 소양인의 체질에 맞지 않는 술로 가급적 피하는 것이 좋다.

급한 성격에 빠르게 마시고 빠르게 취하는 소양인은 안주를 많이 먹고 여유 있게 술을 즐기는 것이 좋다. 또 중간중간 노래를 부르거나 이야기를 많이 나누는 것도 체질에 좋은 음주습관이다. 약주로는 구기자술과 산수유술이 있다.

사상체질에 따른 술과 안주에서도 열이 많은 태양인과 소양인은 소주나 양주보다 시원한 생맥주가 좋다. 반면 몸이 냉하고 기가 약한 소음인은 맥주보다는 고량주, 양주, 인삼술 등 독주가 좋다.

술에서는 식성과 간기능이 좋아 과음하기 쉬운 태음인이 요주의 인물이다. 태음인에게는 매실주가 좋고 안주는 쇠고기, 과음 후엔 콩나물 우거지탕, 무국, 칡차가 잘 맞는다.

소음인은 양기가 허약해 과음 후 설사가 나면 건강을 해치기 쉬우므로 찹쌀 미음이나 생강차로 속을 달래는 게 좋다. 소음인은 사우나에서 술독을 뽑아내려고 땀을 많이 흘리면 혈압이 떨어지고 기운만 빠진다. 고기도 돼지고기는 피하고 닭고기를 먹는 것이 현명한 선택이다.

간이 비교적 약한 태양인은 술자리서 쉽게 화를 낼 수 있다는 점을 늘 기억해야 한다. 과음 후 소변이 시원하게 나와야 몸에 이롭기에 조개국, 포도주스, 신선한 야채 등을 권한다. 소양인은 몸에 열이 많기 때문에 음주 후 체온 조절을 잘해야 감기를 막을 수 있다. 변비도 생기기 쉬우므로 속풀이에는 배추국이 좋다.

술은 독(毒)도 되고 약(藥)도 된다

옛 어른들은 술을 '약주'라고 해서 몸에 좋은 점도 있다고 말했다. 이 말은 술은 독이 될 수도 있지만 약이 될 수도 있다는 뜻으로 풀이하면 될 것이다.

《한서(漢書) 식화지(食貨志)》에서는 술을 모든 약의 우두머리(酒百藥之長)라고 말하고 있는데, 실제로 술은 모든 경락을 돌아서 멈추지 않는다. 그런가 하면 술의 맛이 매운 것은 발산하고, 쓴 술은 기운을 아래로 내리게 하며, 단 술은 성질이 완만하여 몸의 겉부분을 순행하며, 담담한 술은 소변을 잘 나가게 한다고 했다. 그만큼 잘만 이용하면 술도 약이 될 수 있다는 말이다.

동무 이제마는 술의 종류와 사상체질과의 관계를 《동의수세보원 사상초본권》에 적고 있는데 건강한 태음인의 경우는 소주가 약이 될 수 있고, 소양인의 경우 구기자술은 음기를 보강해 줄 수 있으며, 소음인은 막걸리를 마시면 도움이 된다고 했다. 하지만 간염이 있거나 지방간이 있는 사람은 술을 마시면 안 된다.

술을 마실 때는 안주가 매우 중요하다. 안주에는 술기운을 눌러준다는 뜻도 있다. 술의 기능이 강하다 보니 그 기세를 조절하려는 입장에서 안주

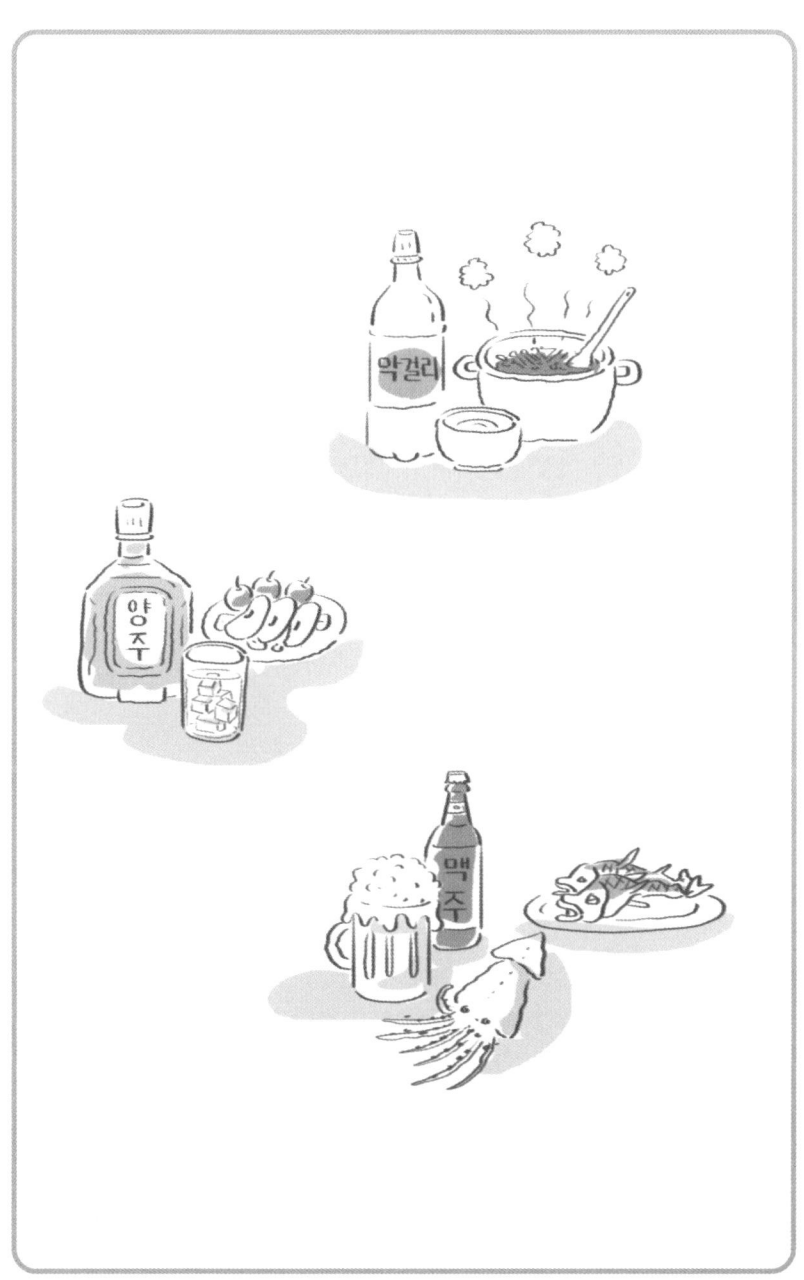

거리를 장만했던 것이다. 양주에는 적당한 과일이나 생수, 막걸리에는 찌개안주, 맥주는 노가리나 오징어 같은 마른안주를 먹는 것이 건강에 좋다.

《동의보감》에서는 과음을 했을 때 "탁주를 마신 다음 국수를 먹어 땀구멍이 막히지 않도록 한다. 술 취한 다음 억지로 음식을 먹지 말고 술이 지나쳤으면 토하는 게 좋다. 만취 상태로 성생활을 하면 오장의 맥이 끊기고 수명이 짧아진다. 술이 깰 무렵 몹시 갈증이 나도 차를 마시지 말아야 한다. 왜냐하면 신장이 나빠져 부종, 당뇨, 위장질환이 생길 수 있다"고 적고 있다. 그만큼 술을 즐겼으면 나머지를 조심하라고 했던 것이다.

또 적당한 음주는 생활에 활력도 되고 건강에 도움이 될 수 있겠지만 그게 말처럼 쉽지만은 않다. 누구나 연초에는 "올해는 술을 끊어야지" 하고 결심을 하지만 잘 안 되는 게 사람 마음이다. 분명 마음가짐도 중요하겠지만 그것만으로는 어렵다.

간단한 방법으로 술의 피해를 방지할 수 있는 지압법이 있어 소개한다. 술 마시기 전에 귓바퀴에 있는 신문점과 간점, 뇌간점을 자극해주면 간기능을 강화시켜 술의 피해를 방지할 수도 있고, 술을 절제할 수 있게 해준다. 더 확실하게 술을 끊으려면 테이프에 좁쌀을 가운데 놓고 신문점과 간점, 뇌간점에 붙여 2~3일 두면 70% 이상 효과를 볼 수 있다.

예로부터 '술에 장사 없다'고 했듯 술을 접할 때는 힘들지만 건강을 염두에 두고 마시는 습관을 가져야 하겠다.

11 체질과 담배궁합

 '경고 : 흡연은 폐암을 일으킬 수 있으며 특히 임신부와 청소년의 건강에 해롭습니다.'

 이는 담뱃갑에 적혀 있는 글귀다. 이런 경고를 보면서도 사람들은 왜 담배를 피우는 걸까?

 담배는 기호품이므로 한마디로 왜 피우는지 이유를 정확히 밝히기는 힘들지만, 대개의 경우 심한 니코틴 중독이라기보다는 습관화한 심리적 기대감인 것 같다. 실제로 무엇인가 불안할 때 혹은 초조할 때 또는 하던 일이 문제에 부딪쳤을 때 우선 담배부터 피워 무는 사람이 많다.

 한방에서 약초에 대한 백과사전격인 《본초강목(本草綱目)》에서 담배에 관한 내용을 찾아보면 "담뱃잎은 성질이 맵고 따뜻하여 기생충을 죽이는 작용을 하고, 귀신을 쫓아내는 작용이 있고, 피부병이 있으면 달여서 씻거나 붙여서 치료한다"고 되어 있다.

　그러므로 한방의학적인 관점에서 담배는 성질이 매워 인체의 6가지 기운(風, 寒, 暑, 濕, 燥, 火) 중 조기(燥氣)를 더해주는 작용을 하므로 인체의 수분을 말리고 초조함, 긴장감을 더하게 한다.

　또한 체질적으로 본다면 조기(燥氣)가 왕성한 골격형의 마른 체질은 특히 심하게 기관지 및 인후에 건조함을 느끼므로 심한 경우 목이 조이는 듯한 기분을 느낄 수 있으며, 체내에 습기가 많은 비만형의 살찐 체질들은 담배에 따른 건조감을 비교적 덜 느끼게 된다.

　담배의 니코틴 성분은 심박동을 촉진하여 혈류를 빠르게 함으로써 이뇨작용을 일으키며 체내 소비 칼로리를 증가시킨다고 한다. 또 약간의 뇌세포 마취작용이 있다고 한다.

　요컨대 흡연이 초조함이나 긴장감, 스트레스를 풀어주는 작용은 전혀 없으며 체질에 따라서는 초조함을 더욱 가중시키기도 한다. 결국 습관적이며 심리적인 기대감으로 피우는 경우가 대부분인데 이러한 생각은 아마 사회적 관념으로 만들어진 편견일 것이다.

　남녀를 불문하고 담배도 현대인들의 기호품이 된 지 오래다. 영화에서 주인공들이 푸르스름한 담배연기를 내뿜는 장면에 매혹되어 자기표현이나 혹은 자기연출을 연상하여 담배를 피우는 여성 흡연자가 있는데, 여성 흡연은 남성 흡연보다 더 좋지 않다. 특히 임산부는 자신의 기관지 장애뿐 아니라 혈관을 통하여 온몸에 전달되는 니코틴으로 태아에 미치는 해가 심각할 수 있다.

한편 담배의 니코틴은 체질과 상관없이 중독성을 갖고 있다. 그래서 미국에서는 담배를 가벼운 마약으로 취급한다.

태음인이 흡연 가장 좋아해

우리나라는 2011년 개정된 국민건강기본법에 따라서 국회, 정부청사, 공공기관, 도서관, 공항, 식당, PC방 및 당구장 등 공중이용시설을 완전 금연구역으로 정했다.

이처럼 금연 빌딩과 금연구역은 늘어나는데 흡연구역은 제때 지정이 안 되고 있다. 흡연자들이 배우자와 자녀로부터 외면당한 데 이어 직장과 사회에서마저 차가운 대우를 받게 된 것이다.

현재 우리나라에는 1천만 명이 넘는 흡연자들이 있는 것으로 조사되고 있다. 이 많은 사람들이 시대적 부응에 어쩔 수 없이 밀려나고 있는 것이다. 기업체들이 직원들에게 금연을 요구하는 배경엔 '그 정도 자기 절제도 못하는 사람들이 무슨 큰일을 할 수 있겠느냐'는 생각이 밑바탕에 깔려 있다. 금연 경력 10년 이상인 포스코의 유상부 전 회장도 금연할 때 "내가 나를 컨트롤 할 수 없다면 어떻게 다른 사람들을 통솔할 수 있겠는가" 하는 생각에 실패하면 죽기로 마음먹었다고 털어놓은 일이 있다.

태음인은 선천적으로 호흡기가 약하다. 그래서 담배를 피우면 가장 심한 부작용을 느끼게 된다. 그런데도 태음인은 담배를 비롯한 기호품을 가장 좋아한다. 그래서 담배의 부작용을 알면서도 즐기는 편이라 과다 흡연자가 많다.

그 결과 새해만 되면 금연 약속을 하지만 번번이 실패하곤 한다. 또한 태음인은 담배를 피우면 가래가 많이 생기기 때문에 지저분하다. 그래서 음료수를 마시고는 그 속에 가래침을 뱉곤 한다.

소양인은 담배를 피우면서도 입 안이 텁텁하거나 불쾌감을 느끼고, 목구멍이 아프면서 마르게 된다. 이런 이유로 마음만 먹으면 큰 노력 없이도 쉽게 금연할 수 있다. 그래서 비록 청소년기에 담배에 손을 댔던 사람도 나이가 들거나 결혼을 하면서 자연스럽게 담배를 끊게 된다. 대체로 소양인들은 담배를 끊었다 피웠다를 자기 의지대로 조절할 수 있으며, 술자리에서만 2~3개비 피우곤 한다.

소음인은 커피와 마찬가지로 담배에 대한 친화성이 있는 편이다. 그래서 담배를 많이 피워도 태음인처럼 가래가 많거나 목이 쉬는 경우가 거의 없다. 담배에 중독되어 '골초'가 된다기보다 생각이 복잡한 소음인의 특성 때문에 심리적 안정을 위해 피우는 경우가 많다.

담배의 폐해에 대해선 많은 연구가 진행되어 왔고, 암 발생과 밀접한 관계가 있다는 것이 밝혀졌다. 그러나 나중에 담배의 폐해를 알고 나서 별의별 방법을 다 동원해도 담배를 끊기란 쉽지가 않다. 그래서 담배를 끊은 사람하고는 친구도 하지 말라는 말이 있을 정도로 웬만큼 독하지 않으면 금연을 하기 힘들다.

하지만 갈수록 금연에 대한 관심이 많고, 그 열풍이 지속되고 있다. 특히 몇 년 전 금연 열풍은 대단했었다. 그 속을 들여다보면 코미디언 이주일 씨의 역할이 크게 작용했었다.

2001년 어느 날 이주일 씨가 폐암에 걸렸다는 소식이 들려왔고, 인터넷에서 그에 대한 위로와 투병의지를 북돋을 격려의 글이 엄청나게 올려지곤 했었다.

그로부터 얼마 후 초췌한 모습의 이주일 씨가 TV를 통해 "담배를 진작 끊었었더라면……"하고 후회의 말을 하는 것이 전해졌고, 2002년 벽두부터 금연 열풍을 몰고 왔다. 그 결과 눈에 띌 정도로 '금연 선언'을 한 사람이 늘었고, 담배 판매량이 격감했었다.

하지만 아직도 우리나라 사람들은 담배에 대해 관대하다. 2000년 미국에 교환교수로 갔을 때 경험한 일인데, 미국 로스앤젤레스의 베버리 힐스 근처 한의대에는 약 700명의 학생이 재학하고 있었다. 실내에서는 당연히 금연이었고 주차장 옆 흡연 장소에서 담배 피우는 사람은 한국계 학생과 일부 흑인을 포함한 히스패닉계가 대부분이었으며 백인들은 거의 담배를 피우지 않고 있었다.

1년 동안 관찰한 바로 그들은 일단 담배를 피우는 사람을 멸시하고 있었다. 스스로의 건강을 위해 금연조차 하지 못하면서 어떻게 다른 사람의 건강을 생각이나 할 수 있겠는가 라는 의식이 환자들에게 퍼져 있었다. 금연을 강조해야 할 의료진이 담배를 피우거나 담배 냄새가 몸에 배어 있으면 환자의 의사에 대한 신뢰도가 떨어진다는 것이다. 하지만 우리나라는 그렇지 않다.

필자가 근무하는 병원에서도 약 과반수의 교수들이 담배를 피우고 있고, 담배를 피우지 못하는 사람들을 위한 배려는 거의 없는 편이다. 그나마 몇 몇 대기업에서 직원들의 건강을 위해 금연정책을 시도하고 있고, 2003년부터 모든 공공기관에서 금연을 실시했으니 다행스러운 일이다.

요즈음에는 우리 병원 옆의 고등학교 담임선생님이 골초 학생들을 데리고 와서 금연침을 시술받게 하는 경우도 있었다. 제자의 건강을 위해 애쓰시는 선생님의 모습이 매우 아름다워 보였다.

옛날에는 담배를 이용해서 속이 찬 사람의 배 아픔을 치료하고, 곤충이나 벌레를 없애기 위해 주위에 뿌리곤 했다. 요즘도 등산하는 동안 뱀을 쫓기 위해 텐트 주위에 담배를 뿌리곤 한다. 그러나 우리나라 청소년의 흡연율이 매우 높은 상황에서 담배는 하루 빨리 끊어야 한다.

여러 가지 금연 방법이 있지만 가장 확실한 것은 침 치료법이다. 일주일에 2번씩 치료해서 4주 동안만 치료하면 담배 맛이 없고, 마음이 편안해지기 때문에 약 3분의 2 사람들이 금연에 성공한다.

금연침 흡연 방지
효과 커

'금연침'에 관한 한방적인 임상 논문에서 침치료가 금연에 만족할 만할 효과가 있었다는 발표를 접해보았을 것이다. 이들 발표에서는 일반적으로 금연침을 맞은 10명 중 7명 정도가 만족할 만한 효과를 보았다고 하였고, 2~3명만이 아무 반응이 없었다거나 흡연량이 줄다가 다시 늘었다고 하였다.

담배 맛이 변했는데도 습관적으로 담배를 손에서 놓지 못하는 경우, 혹은 여러 가지 스트레스로 인해 끊었다가 다시 피우게 되면 대개 실패하게 된다. 금연침을 맞고 완전 금연을 한 사람들을 대상으로 추적 조사한 결과를 보면 1년이 경과된 시점에서도 지속적으로 완전 금연을 하고 있는 사람이 22%, 완전 금연 상태는 아니지만 현저히 흡연량이 줄었다는 사람이 47%인 것으로 보아 금연침을 시술받은 후 어느 정도 시간이 경과한 후에도 치료 효과가 지속적임을 알 수 있다.

금연침은 피내침을 귀에 시술하는 이침(4~5개 지점에 시술)과 일반적인 호침을 몸에 시술하는 체침(4~5개 경혈에 시술)을 동시에 놓는 방법을 가장 많이 사용한다. 일반적으로 1주일에 2회씩(3~4일 간격) 시술받으면 되고 3~5회 시술에서 가장 금연의 효과가 크며 집에 돌아가서도 계속 귀에 맞은 이침을 손으로 지긋하게 눌러주면서 지속적으로 자극하면 체내에 여러 가지 반응이 나타나면서 순간적으로 혹은 서서히 금연이 된다.

최장 8회 정도 시술받는데, 대개 3~4회 시술받으면 완전 금연을 하게 된다. 그리고 나머지 3~4회 시술을 받으면 금단에 따른 증상을 줄이는데 상당한 도움이 되어 특별히 금단현상 없이 쉽게 금연이 된다.

금연침을 맞은 후 나타나는 신체 반응으로는 담배 맛이 떨어져서 싱겁다는 경우가 가장 많고, "담배 맛이 쓰다, 맛이 전혀 없다, 담배를 피우면 풀냄새가 난다, 메스껍다" 등의 순서이다.

가까운 한의원에 가서 치료를 받고, 시간이 없는 사람들은 지압법이나 좁쌀을 이용해서 시도해 보길 바란다. 귓바퀴의 신문점과 인후점, 안쪽 코점, 기관점, 폐점에 좁쌀을 가운데 둔 테이프를 2~3일 동안 붙여두고 그다음에 떼어내곤 반대쪽 귀에 붙이면 된다.

지압법은 한 달 정도만 하면 대부분 효과를 볼 수 있다. 또 담배 때문에 기침, 가래가 많은 사람들은 도라지, 더덕, 잔대를 자주 반찬으로 먹는 것이 건강을 지키는 하나의 방법이라 하겠다.

요약하자면, 담배는 체질과 상관없이 중독성을 갖고 있다. 태음인은 선천적으로 호흡기가 약한 편이어서 담배를 피우면 가장 심한 부작용을 느끼게 된다. 또 태음인이 담배를 피우게 되면 가래가 많이 끓는다. 그런데도 과다 흡연자 중에는 태음인이 가장 많다.

소양인은 담배를 피우면 입안이 텁텁해지거나 불쾌감을 느끼고, 목구멍이 아프면서 마르게 된다. 이런 이유로 마음만 먹으면 금연도 쉽다. 소음인은 담배에 대한 친화성이 있는 편이다. 담배를 피워도 가래가 생기거나 목이 쉬는 사람이 거의 없다.

12 체질과 쾌변궁합

24세의 김모 양은 전쟁의 연속 같은 하루하루를 보낸다. 그녀의 스트레스는 요즘 들어 극에 달해 있다. 아침에 일어나자마자 화장실에 달려가고, 출근하자마자 화장실로 달려간 김모 양은 10분이 넘게 끙끙거리며 아랫배에 힘을 주고 애써보지만 매번 배변 작전에 실패한다.

화장실 문을 나서는 김모 양의 바람은 단 한 가지뿐이다. 시원스럽게 대변을 볼 수 있으면 하는 것이다.

한편 45세의 박모 씨는 화장실에서 보내는 시간이 매일 1시간도 넘는다. 그래서 대부분의 신문은 화장실에서 완독하고, 바둑이나 영어회화 책도 화장실에 놔두고 있는 형편이다.

그 이유는 언제부터인가 나타난 무르고 가는 대변 때문이다. 박모 씨는 아침에 기상하자마자 신문을 들고 화장실에 들러 대변을 본다. 어느 정도 배변을 했으면서도 시원하지 않아 신문을 뒤적이다 보면 어느새 10~15분이 지나가 버린다.

출근시간에 쫓겨 대충 아침을 끝내고 회사로 출근하면 커피를 마시자마자 또 화장실로 향한다. 그래도 출근 후 회사에서 대변볼 때가 가장 시원한 편이고, 점심을 먹고 나서 또 한 번 대변을 보게 되며, 경우에 따라서는 퇴근 후에 또 대변을 보곤 한다. 이렇게 하루에 3~4번씩 대변을 보느라 많은 시간을 허비하지만 기분은 항상 찌뿌드드하다.

배변 후
잔변감 없어야

이른바 삼쾌(三快)라 불리는 쾌식, 쾌면, 쾌변은 예로부터 인정된 건강 장수의 핵심요소다. 이 중에서 쾌변의 문제가 제대로 해결되지 않으면 잘 먹고 잘 자는 것도 자연히 어렵게 된다.

쾌변이란 말 그대로 배변이 순조롭게 되고 배변 후 잔변감이 없는 상태를 말한다. 하지만 하루 대부분의 시간을 사무실 안에서만 보내고 운동은 거의 안한 채 인스턴트 음식에 길들여진 현대인에게 쾌변은 의외로 어려운 과제다.

서울대 예방의학과 강대희 교수가 서울시민 1,060명을 대상으로 조사한 결과에 따르면, 10명 중 1명이 심한 변비로 고생하고 있는 것으로 조사됐다. 그만큼 쾌변 여부는 현대인의 심각한 과제가 됐다.

변비는 사람마다 그 증상이 다르지만, 대개 대변 보는 횟수가 1주일에 2회 이하인 경우를 말한다.

성인은 적절한 장기능을 위해 하루에 25~30g의 식이성 섬유소와 1.5~2L 정도의 수분을 필요로 한다. 체중을 줄이려고 하루 한두 끼로 음식 섭취를 제한하거나, 고기와 밀가루 음식 등 섬유소가 적은 식사를 하면 정상적인 장의 연동운동이 줄어들어 변비가 생기게 된다.

또 물을 적게 마시거나 인스턴트 식품을 많이 먹는 경우에도 변비가 생길 수 있고, 불규칙적인 생활을 하거나 바쁜 생활 때문에 배변 욕구가 오는데도 시간에 쫓겨 화장실에 가지 못하는 경우에도 변비가 된다. 또한 운동이 부족할 때도 대장운동이 활발하지 못하여 변비를 일으키고, 의자에 오랫동안 앉아서 생활하는 경우, 여행이나 임신 등 환경의 변화에 따라 더 심해질 수도 있다.

변이 마려울 때는 바로 봐야 효과적이지만 자주 참다보면 배변 반사(직장 내 변이 차면 저절로 변의를 느끼는 작용)가 억제되어 나중에는 변이 대장에 꽉 차 있어도 마렵지 않게 된다.

과도한 정신적 스트레스나 긴장감도 장기능을 해친다. 또 어렸을 때 배변 훈련을 가혹하게 받았거나, 정서적으로 불안정한 상태, 긴장 상태에 있는 사람에게도 변비는 흔하다.

신체적, 기질적인 원인으로서는 장내 종양이나 장이 꼬였을 때, 선천성 거대결장 같은 대장의 신경이나 근육에 이상이 온 경우, 파킨슨씨병, 뇌나 척추의 손상 또는 종양, 디스크가 심한 경우, 골반 수술 후의 신경 손상, 갑상선 기능 저하나 당뇨, 요독증, 납중독 등도 변비를 일으키는 병들이다.

정신과 질환에 쓰이는 일부 약물, 기침약, 고혈압약, 철분제제 등과 뇌졸

중, 사지마비, 골반 골절 등으로 장시간 누워 있을 때도 흔히 변비가 생긴다. 그러나 대장암이나 직장암, 장유착증, 탈장 등으로 오는 변비는 질병을 고치면 저절로 낫게 된다.

"변비약을 먹지 않으면 열흘이 돼도 배변을 하지 못해요. 그래서 일주일쯤 대변을 보지 못하면 약국에서 약을 사서 먹어요. 생활이 바쁘다 보니 음식을 가려 먹을 형편도 되지 못하고, 규칙적인 운동도 할 수가 없어요."

이와 같이 변비를 호소하는 환자들을 흔히 볼 수 있다. 이러한 환자들은 몇 가지 공통점을 갖고 있다. 첫째는 젊은 여성이 많으며 이들은 대체로 다이어트에 열중하거나 예민한 성격을 지니고 있다. 둘째는 생활이 바쁘고 규칙적인 식생활 습관에서 벗어나 있으며 인스턴트 음식을 좋아한다. 셋째는 몸매에 신경을 쓰면서도 운동을 전혀 못한다. 넷째는 변비와 함께 얼굴에 뭐가 난다거나, 두통이나 불면증 등이 있다는 것이다.

변비의 원인은 다양하지만 대부분 기능적 이상인 경우가 많다. 복잡한 사회생활에 따른 스트레스, 편식, 운동부족, 불규칙한 생활 등이 문제를 일으키게 된다. 밤늦게까지 일하거나 공부를 하다 보면 잠이 부족하게 되고 이러한 이유로 아침에 상쾌한 기분으로 일어나지 못하고 시간에 쫓겨 아침식사를 못하는 경우가 많기 때문에 배변 리듬이 깨지면서 결국 변비에 걸리게 된다.

그래서 한방(韓方)에서는 이러한 변비 환자를 종합적으로 살펴보게 된다. 체질적인 변비 예방 및 치료는 몇 가지 원칙에 맞춰 이루어진다. 먼저 소양인은 화와 열이 많은 체질이므로 자극성이 강하고 성질이 뜨거운 음식을 먹지 않아야 하고, 비교적 싱싱하고 성질이 찬 음식인 채소나 해물류가 적합하다.

태음인은 비교적 위장기능이 좋아서 식성이 좋고 음식을 잘 먹는 체질이므로 과식이나 야식 등의 불규칙한 식사습관을 고쳐야 한다. 상당수의 태음인은 장이 약해서 대변을 자주 보는 경우가 있다. 우리가 일반적으로 '과민성 대장증후군'이라고 알고 있는 증상인데, 식습관을 고치고 대장의 기운을 보강하면 쾌변을 볼 수가 있다. 양약으로 치료되지 않는 경우에도 대장의 기운을 보강하면 의외로 쉽게 낫는 경우가 있다.

얼마 전 인도에서 오랫동안 근무하다 귀국한 차모 씨의 큰딸은 귀국하자마자 재외국민 대학입학시험 준비관계로 대변을 하루에 3~4번씩 보곤 했다. 그렇지 않아도 잔뜩 긴장하고 공부하는데 수시로 대변을 보느라 짜증을 있는 대로 내곤 했었다.

그녀는 우리나라에서 가장 크다는 병원에 다니면서 대장검사를 해보고 내과에서 한 달 이상 치료를 받았으나 오히려 기운만 가라앉고 증상이 호전되지 않았다. 급기야 체중이 8kg이나 줄어들어 말도 하지 못할 지경이 되었다.

그녀는 한방 치료를 하고자 우리 병원에 오게 되었다. 진맥을 하는데 양쪽의 맥이 정상 맥의 70%도 되지 않을 만큼 힘이 없었고, 대장의 반응을 검사하는 배꼽 옆 4cm 부위를 누르자 "악!" 소리를 질렀다.

그래서 대장이 허약해서 나타난 만성 장염으로 보고 치료를 시작하자 불과 3일이 지나지 않아 밥맛이 나고 기운이 솟는다고 했다. 그녀의 삼촌이 내과의사라서 그 얘기를 듣고 도대체 어떤 약을 썼느냐고 전화를 걸어왔다. 그래서 대장의 기운을 돋우는 율무와 밤, 가죽나무 뿌리껍질이라 대답했더니 놀라울 뿐이라고 했다.

소음인은 비위가 약하여 소화장애가 오기 쉬운 몸이 찬 체질이므로 비교적 소화되기 쉽고 따뜻한 음식이 적합하다.

소음인은 열흘이 지나도록 대변을 보지 못하는 경우도 많다. 소연이는 중학교 2학년 여학생인데 변비 때문에 엄청 고생을 많이 하고 있었다. 정상적인 학교생활 중에도 갑자기 배가 아파 응급실에 가보면 대변이 대장에 꽉 차서 통증을 유발한 것으로 진단받아 관장을 하고 나면 온몸이 날아갈 듯하곤 했다.

그래서 수시로 변비약을 먹는데 어쩌다 잊어버리면 또 배가 아파 떼굴떼굴 방바닥에 구르곤 했었다. 어쩌다가 화장실에 가서 대변을 보면 마치 바게트 모양의 대변이 변기에 박혀서 막히기도 했다. 이런 경우가 초등학교에 다니면서부터 있었기 때문에 어쩔 수 없이 견디고 있었다. 그래서 겨울방학을 맞아 치료를 하기로 했다. 먼저 진맥을 했더니 맥이 느리고 가늘게 나타났다.

이런 사람은 기혈(氣血)이 부족한 상태이기 때문에 생강이 많이 들어간 약을 투여했는데 목적한 바와 같은 효과가 나타나지 않았다. 그 다음에는 파두를 반 알 먹였다.

파두는 피마자같이 생긴 것인데 성질이 매우 뜨거운 약재다. 체질적으로 맞지 않으면 설사를 여러 번 하고, 입안이 마르며, 속이 쓰린 경우도 있기 때문에 반드시 한의사의 진단을 받고 써야 한다. 그랬더니 다음날 시원스럽게 대변이 나왔다.

소연이의 말을 빌리면 30cm짜리 1개, 20cm짜리 1개, 그리고 10cm짜리 2개를 봤단다. 결국 소연이의 변비는 파두 1개로 고칠 수 있었다.

속이 찬 소음인의 변비는 요구르트나 우유로 해결되지 않는다. 그보다 속을 따뜻하게 데워주기만 하면 매우 쉽게 치료할 수가 있다. 그러나 양약에는 이렇게 속을 데워서 대장기능을 강하게 하는 방법이 아직까지 개발되어 있지 않다. 따라서 속이 차가운 소음인의 변비는 한약으로 치료하는 것이 매우 효과적이다.

규칙적인 생활습관이 최고

손쉽게 치료할 수 있는 변비의 예방 및 치료법은 규칙적인 생활습관을 기르는 것이다. 우선 아침을 거르는 것은 변비에 아주 좋지 않다. 식사를 거르면 큰창자가 자극을 받지 못해 대변 보는 습관을 잊어버리게 되고 그러다가 변비에 걸리는 것이다.

또한 평소에 정해진 시간에 배변하는 버릇을 길러야 한다. 단, 신문이나 잡지 등 읽을 것을 들고 화장실로 가는 것은 금물이다. 화장실에 오래 앉아 있다고 변이 잘 나오는 게 아니다. 오히려 항문 괄약근에 압력이 지속적으로 가해지기 때문에 치질로 발전하기 십상이다.

식사는 평상시 섬유질을 충분히 섭취해야 한다. 야채, 과일, 해조류 및 현미, 옥수수, 감자, 고구마와 같은 곡물에 많이 들어 있는 섬유질은 배변

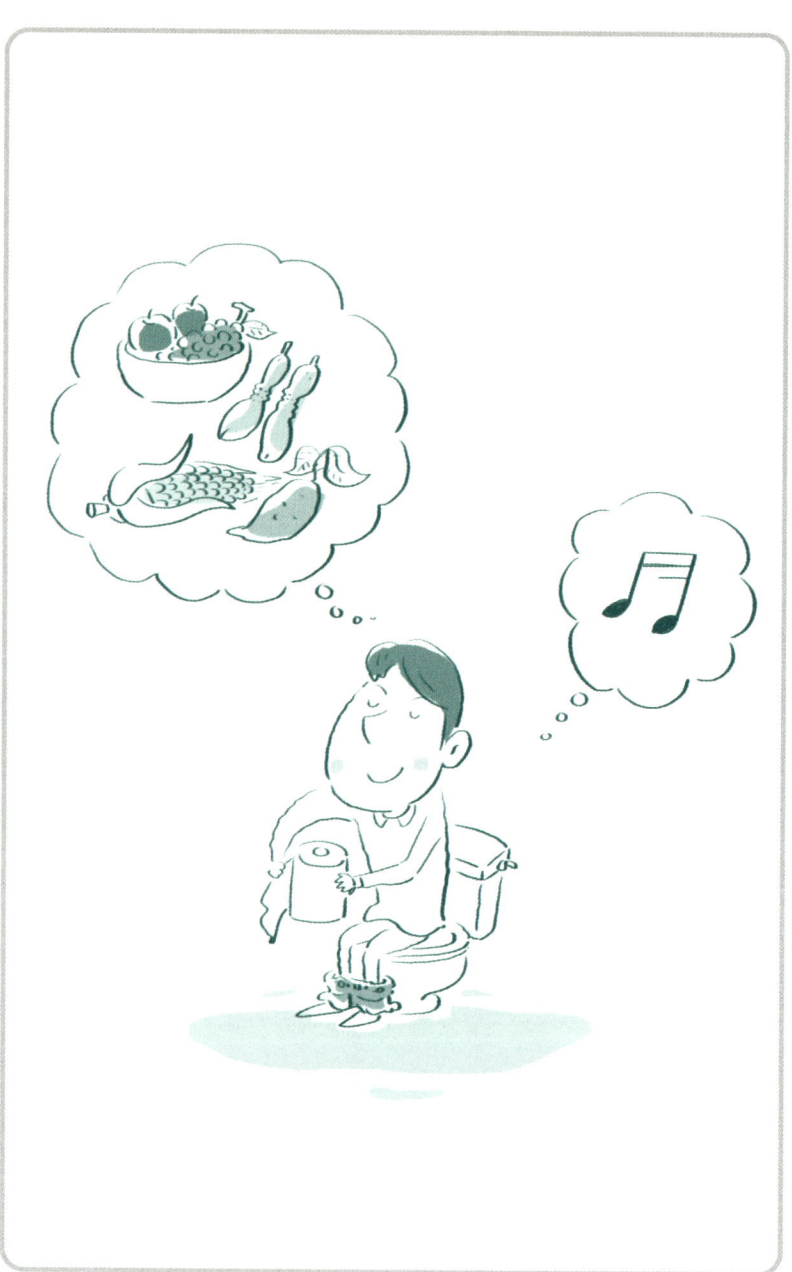

에 도움을 준다. 이러한 섬유질은 대변의 형태를 유지해주고 창자를 자극해 밑으로 밀어내리는 운동을 활발하게 해주며 수분을 많이 함유하고 있어 변이 딱딱해지는 것을 막아준다.

그리고 변비는 장의 점액질이 부족한 관계로 발생할 수 있으므로 맵고 마른 음식 및 고기류 등을 삼가는 대신에 수분을 충분히 섭취하는 것이 좋다.

특히 주의할 것은 함부로 설사약을 먹거나 관장을 해서는 안 된다. 마지막으로 배변력을 강화하기 위해 기상시, 취침시에 윗몸일으키기 운동을 매일 반복하는 것도 효과적이다. 특히 달리기는 전신의 근육을 강화하고 배변 욕구를 일으키는 운동이므로 매일 아침 하면 매우 좋다.

또한 결명자를 볶아 가루낸 것을 하루 한 티스푼 정도 먹거나, 질경이 잎사귀나 씨를 으깨어 달여 먹고, 공복시에 물을 1~2잔씩 마시는 것도 효과적이다.

Part 5

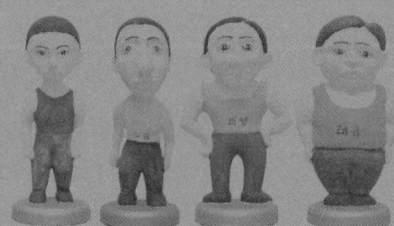

체질적으로 보면 소음인과 태음인 체질이 공부를 잘한다. 필자가 가르치는 한의대 학생들도 대부분 소음인 아니면 태음인이다. 소양인은 드물고 태양인은 더욱 드물다. 수업이나 실습시간에 살펴보면 소양인은 가뭄에 콩나듯 매우 희귀하다. 게다가 소양인은 공부에 재미를 붙이지 못하고 낙오한다. 그러나 소음인과 태음인은 순응한다.

체질과 성공

" 만약 자녀가 소양인 체질이라면 한국의 교육제도에서 우수학생이 되기를 바라지 않는 것이 좋을 것이다. 오히려 자녀의 개성이나 재능을 보고 투자하는 것이 좋다. 더 나아가 아예 선진국으로 보내는 것이 자녀들에게는 유리하다. 선진국에서는 고분고분한 사람보다는 적극적이고 활동적인 사람을 존중하기 때문이다. "

01 체질과 교육, 직업, 적성궁합

짧은 인생을 보내면서 스스로가 하고 싶은 일을 다하지 못하고 사라지는 게 인간의 덧없는 삶이다. 20대에는 사회적 지위와 경제적 부를 가진 사람이 부럽다.

그러나 그들은 이미 인생의 중반전을 소모한 사람이며, 그 결과로 그런 여유와 푸근함이 나타난 것이다. 20대는 20대의 시각으로 세상을 바라봐야 한다. 결코 40대와 견주어서는 안 되는 것이다.

세상은 어느 나라, 어느 도시든 똑같다. 자식의 교육에 모두 엄청난 투자를 하고 있고, 자신의 개성과 장점에 투자하면 성공하며, 억지로 하는 공부와 전문적 실력 없이 맹목적으로 달려든 사업은 망한다는 사실이 그것이다.

스스로의 능력 개발에 역점 두어야

선진국의 교육은 스스로의 능력을 개발하는 데 역점을 두고 있고, 우리나라 교육은 좋은 직장을 잡기 위해 젊은 시절을 혹사하고 있다. 일례로 우리나라 교육제도 아래에서는 반항하면 안 된다. 기존의 교육 틀 속에 무조건적으로 순응해야 성공한다. 실제로 고분고분한 학생들이 성적이 잘 나오고, 좋은 대학에 들어간다.

체질적으로 보면 소음인과 태음인 체질이 공부를 잘한다. 필자가 가르치는 한의대 학생들도 대부분 소음인 아니면 태음인이다. 소양인은 드물고 태양인은 더욱 드물다. 수업이나 실습시간에 살펴보면 소양인은 가뭄에 콩 나듯 매우 희귀하다.

우리나라 학생들을 대상으로 수업을 해보면 여러 가지 질문을 유도해도 아무런 반응이 없고, 시키는 대로 잘 따라한다. 본과 3학년이나 4학년이 되면 외울 것이 너무 많은데, 그래도 시키면 묵묵히 잘도 외운다. 그들의 머리는 너무 좋아서 16과목이나 되는 교과목과 일주일에 45시간 이상이나 되는 수업시간을 잘도 견뎌낸다. 간혹 소양인이 공부에 재미를 붙이지 못하고 낙오한다. 그러나 소음인과 태음인은 순응한다.

한국 사회, 특히 교육계에서 소양인은 버림받기 쉽다. 그래서 선생님이나 교수님 가운데는 소양인 체질이 적다. 원래 소양인은 전체 인구의 약 30%로 소음인보다 비율이 높은데도 그렇다. 소양인은 시키는 대로 따라하기보다 엉뚱한 주장이나 의견을 내며 고분고분하지 않아 눈 밖에 나기 쉽기 때문이다.

소양인이 대접받지 못하는 사회는 부패한다

소양인이 많은 사회는 정직하고 밝은 사회다. 다시 말해 소양인이 대접받지 못하는 세상은 결국 부패와 연줄이 판치게 된다.

소양인은 자신보다 다른 사람의 입장을, 자신의 조그마한 행복보다는 사회나 국가의 안녕을 바라는 사람이다. 비록 어리석은 사람일지라도 타고난 성품이 넓어서 사회의 기둥이 되고자 하고, 자신이 손해를 보더라도 사회가 밝고 아름다워지기를 바라는 위인들인 것이다.

하지만 한국 사회는 아직 소양인을 제대로 평가해주지 않는다. 만약 자녀가 소양인 체질이라면 한국의 교육제도에서 우수학생이 되기를 바라지 않는 것이 좋을 것이다. 오히려 자녀의 개성이나 재능을 보고 투자하는 것이 좋다.

더 나아가 아예 선진국으로 보내는 것이 자녀들에게는 유리하다. 선진국에서는 고분고분한 사람보다는 적극적이고 활동적인 사람을 존중하기 때문이다.

비껴나가는 예이겠지만 미국이 얼마나 적극적인 사람을 존중하는 나라인지에 대한 사례를 하나 들까 한다.

로스앤젤레스에서 서울로 전화를 걸었을 때 자신이 이용하는 전화회사에 따라 요금이 다를 수 있는 사회가 미국이다. 소극적인 사람은 몇 년이든지 같은 회사를 이용한다. 하지만 적극적인 사람은 여러 회사의 전화비용을 비교하고 적극적으로 비용 할인을 요구하기도 한다.

또 적극적으로 자신의 의견을 말하면 요금을 깎아주는 나라도 미국이다. 필자도 처음에는 퍼시픽 벨을 이용하였다. 1분에 50센트로 계약을 했는데, 약 3개월 지난 다음에 보니 다른 회사는 1분에 32센트라는 것을 알게 되었다. 그래서 퍼시픽 벨에 전화하여 다음 달부터 다른 회사를 이용하겠다고 그랬더니 담당자가 자기네 회사도 1분에 32센트로 깎아주겠다고 그런 적이 있었다.

앞에서도 언급했듯, 소양인의 자녀를 둔 사람들은 분명 한국 사회보다는 선진국으로 보내는 것이 유리하다. 많은 사람들이 자식들의 교육을 위해 미국이나 캐나다, 오스트레일리아와 뉴질랜드로 간다. 그들은 대부분 한국에서는 경쟁이 너무 치열하기 때문에 다른 나라에 간다고 말한다.

비록 1년이었지만 나도 베버리 힐스(현지인들은 비버리 힐스라고 발음하지 않는다)에서 머문 적이 있었다. 그곳의 상당수는 유태인이었고, 그들은 자녀 교육에 엄청난 투자를 하고 있었다. 코리아 타운이나 중·하류들이 사는 곳과는 달랐다. 학교가 끝나면 자녀 적성에 따라 많은 돈과 시간을 투자하는데, 20년 이후를 생각하면서 사교육에 많은 투자를 하고 있었다.

하루는 우리 딸애가 좋아하던 친구와 놀기로 했는데 그 애의 집 앞에서 아무리 기다려도 내려오지 않았다. 전화를 했더니 조금만 기다리라고 했다. 그 조금만이 무려 1시간이 지나서야 끝났다. 이유를 묻자 구구단을 외우지 못해서 끝까지 외운 다음에 내려온 것이었다.

그들의 교육방식은 분명 우리와 달랐다. 그러나 교육에 대한 투자는 우리보다 더하다는 것을 여러 번 느꼈다. 특히 긴 여름방학 동안 사이언스 센

터에서 자신의 특기를 갈고 닦는 것을 보고는 고개가 저절로 끄덕여졌다.

딸이 의사가 되고 싶다고 해서 해부학 공부를 시켰는데 첫째 날은 개구리 심장, 둘째 날은 토끼의 뇌, 마지막 날에는 사람의 뇌에 대해 공부시키는데 오전 내내 대학에 다니는 학생들의 도움으로 실제로 기능과 구조에 대해 공부를 했다. 상당히 구체적인 학습내용은 분명 일반인의 상식 수준을 넘어서는 것이었다.

이렇게 학창시절을 보내는 사람과 하기 싫은 공부를 억지로 하는 사람은 결국 차이가 날 수밖에 없을 것이다. 짧은 이국 생활이었지만 지금도 그들의 심장부에 살았던 것을 좋은 경험이었다고 여긴다.

'가만히 있으면 본전'이라는 우리네 속담은 우리나라에서나 통하지 미국에서는 통하지 않는다. 미국에서는 '우는 놈에게 떡 한 개 더 준다'는 속담이 어울릴 것이다. 그래서 소심한 소음인조차 미국에서는 소양인화되어 갈 수밖에 없다. 자신의 일을 찾아 하지 않으면 항상 손해이기 때문에 그렇게 변하게 된다.

무엇보다 미국에서는 적극적인 소양인들이 소극적인 소음인에 비해 더 행복하게 살 수 있다. 머리는 좋은데 성적이 나쁘거나 학교생활에서 재미를 붙이지 못하는 소양인이나 태양인 자녀에게 공부를 강요해서는 안 된다.

결국 공부를 잘해야 하는 직업은 안정적이기는 하지만 행복하다고는 볼 수 없다. 차라리 미리부터 개성과 소질을 개발해서 공부보다는 생활 속에서 자기가 좋아하는 직업을 택할 수 있도록 적극적으로 지원하는 것이 좋다.

소극적인 사람 만드는 우리네 교육

환자를 진찰할 때 맥을 보면 어떤 사람은 맥이 강하고, 어떤 사람은 맥이 약한 것을 느끼게 된다. 맥이 강한 사람은 기운이 넘치는 사람이다. 즉, 적극적이고 가슴에 열정이 많아서 잘 참지를 못하고 속마음을 밖으로 드러내게 된다.

이런 사람은 주로 태양인이나 소양인 체질 중에 많다. 감정의 기복이 심하고 끈기가 부족한 태양인이나 소양인은 노래를 해도 고함만 지르고, 박자나 음정보다는 발성의 강약에 신경을 쓰기 때문에 시끄럽다.

그러나 이들은 뒤끝은 없다. 그래서 회사나 집단에서 울분을 토하기 좋아하는 관계로 구조조정 1순위가 되고, 남의 일에 끼어들었다가 고생만 하기도 한다.

회사를 자주 옮겨 다니고, 일한 만큼 보수를 받지 못하는 경우가 다반사인 체질이 태양인과 소양인이다. 이런 관계로 우리나라에서는 소양인 체질을 타고났으면서도 오히려 소음인처럼 행동하려 한다.

맥이 약한 사람은 기분에 따라 일을 처리하기보다는 이성적이고, 규정을 따지고, 자신의 이익을 먼저 생각하는 사람이다. 자신의 감정을 잘 절제하고, 나서지 말아야 할 곳과 상황을 잘 파악하기 때문에 점잖다. 그래서 경우가 바른 사람이라는 평을 듣기도 한다.

이런 사람은 태음인이나 소음인 체질 중에 많다. 항상 절제하고 참아야 한다는 것을 생각하고, 어떤 일을 하더라도 여러 번 생각하기 때문에 행동이 늦기는 하지만 실수가 적다.

노래를 시켜보면 박자와 음정을 잘 따르기 때문에 명창이 될 수도 있고, 인생을 즐기면서 살아가기도 한다. 그들은 직업도 안정적인 것을 찾게 된다. 또 회사에서 쫓겨나지도 않는다.

얼마 전에 간호사들의 체질 분포를 조사해본 적이 있었다. 간호사는 의사의 업무를 보조하는 역할과 환자들을 편안하게 대하는 것이 가장 큰 업무다. 더구나 대하는 사람이 모두 몸이나 마음이 불편한 사람이기 때문에 매우 어려운 업무다.

현재 우리나라에서는 매년 1만 명 이상의 간호사가 배출되고 있으며 여성 전문인력 가운데서는 가장 막강한 조직력을 자랑하고 있다. 하지만 병실을 담당하는 간호사는 1일 3교대로 일을 해야 하기 때문에 일의 부담이 매우 크다. 더구나 순서에 따라 밤새워 일해야 하는 경우도 한 달에 5일 정도는 된다.

이와 같은 간호사 업무의 특성으로 성질이 괄괄한 소양인이나 태양인은 오래 견디지 못한다. 사람은 힘이 들면 자신의 본성을 드러낸다. 그래서 고생하는 과정에서 그 사람의 진면목을 알 수 있게 된다.

필자가 보기에 소양인은 간호사 업무에 어울리지 않는다. 실제로 100명의 간호사를 조사해보았더니 소양인은 불과 10%도 되지 않았고, 다른 체질에 비해 자신의 직업에 보람을 느끼는 만족도도 낮았다. 따라서 체질이 소양인이라면 간호사 업무보다는 자신의 특성을 드러낼 수 있는 직업에 종사하는 것이 바람직하다.

**소양인은 '왕따' 당하기
쉬운 여건**

간호사와 반대로 디자이너는 자신의 창조성과 독창성을 바탕으로 살아간다. 이런 이유로 디자이너들은 평균 6개월에 1번씩 직장을 옮기고 있다. 어떤 아이디어가 떠오르면 며칠 안에 제품을 만들어 판매하는데, 한번 히트한 제품은 한 달이 지나지 않아 모방된 제품이 시장에 깔린다고 한다.

그런 실정이니 한 달 안에 최대한의 수익을 올려야 하기 때문에 한 번 더 생각해보고 또 생각해볼 시간이 없다. 자연히 활동적인 사람의 직업으로 안성맞춤인 것이다.

실제로 동대문시장에서 근무하는 디자이너 여성들의 체질을 조사해 보았더니 예상했던 것보다 훨씬 더 많은 약 80%의 디자이너가 소양인 체질이었다. 더구나 어떤 직업에서보다 자신의 일에 보람을 느끼고 있었다.

우리나라 사람 중에는 소양인이 약 30%를 차지한다. 그러나 이렇게 많은 소양인이 있음에도 소양인이 살기에는 적합한 환경이 아니다. 왜냐하면 소양인이나 태양인은 학연, 지연, 당파 같은 조직을 잘 꾸리지 못하기 때문이다.

이런 것을 잘 유지해야 성공할 수 있는데 소양인은 이런 일에는 별로 신경을 쓰지 않는다. 그래서 특출하지 않으면 항상 태음인이나 소음인의 조직에 걸려 무너진다. 이런 관계로 우리나라에서 소양인은 자주 '왕따'를 당하게 된다. 하지만 조직보다는 자신의 능력에 따라 성공할 수 있는 직업을 찾으면 소양인도 충분히 성공할 수 있다.

우리나라 사람들이 세계에서 가장 뛰어난 성공을 거둔 분야를 보면 대부분 속도와 개인의 능력이 발휘된 분야다. 운동도 조직력보다는 개인의 능력에 따라 승리할 수 있는 종목에서 금메달을 많이 딴다.

일본과 비교해 보면 이해가 쉬울 것이다. 외국 여행을 해보면 일본인은 안내인의 지시에 따라 줄을 서서 잘 따라 다닌다. 하지만 한국인은 안내인의 지시에 따르기보다 개인적으로 움직이는 성향이 많다. 한눈에 봐도 일본인인지 한국인인지 금방 알 수 있다.

그런가 하면 우리나라 사람들은 냄비근성이라서 쉽게 달아올랐다 곧 잊어버린다고 한다. 소양인이나 태양인의 성품과 비슷하다. 그러나 이런 특성도 매우 커다란 장점이다. 더구나 이제 다가오는 세대는 조직보다는 개인의 능력에 따라 성공과 실패가 보장되는 시대다.

이런 세상이나 선진화한 나라에서는 소양인이 할 일이 많다. 연줄이나 배경을 찾기보다는 자신의 능력을 믿고 열심히 정진하는 소양인이나 태양인이 성공할 가능성이 점점 많아진 것이다.

02 체질과 재테크궁합

　사람이라면 누구나 부자를 꿈꾼다. '여러분, 부자되세요'라는 어느 광고 카피처럼 사람으로 태어난 이상 누구나 부자가 되길 원한다. 사실 돈은 적절하게 있으면 된다. 많다고 좋은 것도 아니다.

　물론 돈이 많을수록 어느 정도 자유로울 수 있다. 고등학교 시절 읽었던 영어문장 가운데 "주머니에 1달러가 있을 때보다 100달러가 있을 때 더 자유롭다"는 문장이 있다. 대부분의 사람이 돈을 벌고자 하는 이유도 더 자유로워지고 싶다는 의사 표시로 봐야 한다. 그만큼 돈은 자본주의 사회에서 인생을 살아가는 데 중요하다.

　하지만 보통 사람이 평생토록 모을 수 있는 돈의 규모는 한정되어 있다. 그렇기 때문에 보다 많은 돈을 위해 안정된 직장을 뿌리치고 사업을 하는 사람이 있고, 창업을 통해 엄청난 규모의 돈을 모으는 사람도 있다.

부자가 되는 첫걸음은 바로 자신의 인생에 대한 계획 수립과 달성 가능성을 검토해 보는 것에서 시작된다. 대략 설명을 하자면 이러하다. 가장 먼저 해야 하는 것은 평생에 걸친 라이프 플랜을 작성해야 한다. 그런 다음 라이프 플랜 결과에 따라 투자수단을 결정하거나, 목표를 수정한다. 마지막으로, 라이프 플랜을 정기적으로 수정하는 것이다.

정리해보면 결국 3가지 과정에 불과하다. 그러나 이런 계획들을 수행하는 데 중요한 전술인 재테크 성향은 개인에 따라 달라질 수 있을 것이다. 무엇보다 체질에 따라 성격이나 성향이 다르기 때문에 자신의 체질을 알고 투자를 하면 실패의 확률이 훨씬 줄어드는 건 당연하다.

태양인은 능수능란하다

태양인은 사업을 하지 않는다. 대신 호기를 부리고, 계획대로 움직이지 않는다. 그러니까 좋게 이야기하면 과단성 있는 지도자형이고, 나쁘게 이야기하면 독재자형이다.

사회적 관계에서는 사람을 어려워하거나 꺼리지 않으며 적극적으로 남들과 사귄다. 대인관계에 능수능란한 것이다. 그렇지만 일이 제대로 되지 않으면 남에게 그 핑계를 댄다. 후회할 줄도 모른다.

대부분의 태양인은 계획성이 부족하고 치밀하지 못하며 다른 사람과의 관계에 대해 고민하지 않는다. 또한 어떤 경우에도 급하게 앞으로 나아가는 마음이 앞선다. 앞으로 나아가려고만 하고 물러서지 않는 용맹스러움과 적극성이 바로 태양인의 남성다운 성격이다.

따라서 늘 스스로를 자제해야 일이 제대로 풀리고 소기의 목적을 이룰 수가 있다. 일이 계획대로 되지 않는데도 자꾸 무리를 하면 일을 그르칠 뿐만 아니라 건강을 망치게 된다.

태양인은 직관력, 통찰력 등이 뛰어난 것이 장점이다. 남들이 생각지도 못한 주식 종목을 나름대로의 아이디어로 사둬 큰 이익을 내기도 한다. 특허권이 있는 종목이나 성장주를 선호하며 분산투자보다는 한 곳에 투자하는 것을 즐기는데, 고위험 고수익 투자가의 상당수가 태양인이다.

태양인은 태음인의 장점인 균형감각을 익힌다면 성공 가능성이 훨씬 높아진다. 급박지심을 자제해야 부족한 간기능으로 지조가 약한 특성이 부드러워지고 일이 제대로 풀릴 것이다.

태양인은 투자할 때 분산투자하는 경우가 적으므로 한번 투자한 것에 대해 시장상황에 따른 융통성이 떨어질 수 있다. 또한 치밀함이 부족해서 비과세상품 가입 같은 절약 부분에 관심이 적어 재테크 시 결과적으로 손해를 볼 가능성이 많다. 따라서 한 번 더 생각하여 꼼꼼하고 치밀하게 재테크 하는 습관을 길러야 한다.

태음인은 생각이 많다

태음인 중에는 예로부터 영웅과 열사가 많았으나, 반대로 폭이 좁고 게을러서 우둔한 이들도 적지 않다. 태음인은 꾸준하고 침착해서 한번 맡은 일은 꼭 성취하고자 한다.

중국 속담에 철저성침(鐵杵成針 : 쇠공이로 바늘을 만든다)이라는 말이 있다. 도끼를 갈아서 바늘을 만든다는 마부성침(磨斧成針)과 같은 의미인데, 아무리 어려운 일이라도 참고 노력하면 언젠가는 반드시 성공한다는 것을 비유하는 말이다.

태음인은 바로 이러한 중국인의 끈기를 가지고 재물과 일에 대해 생각하고 방법을 모색한다. 또 태음인은 말수가 적고 조용한 편이며, 형식을 중시

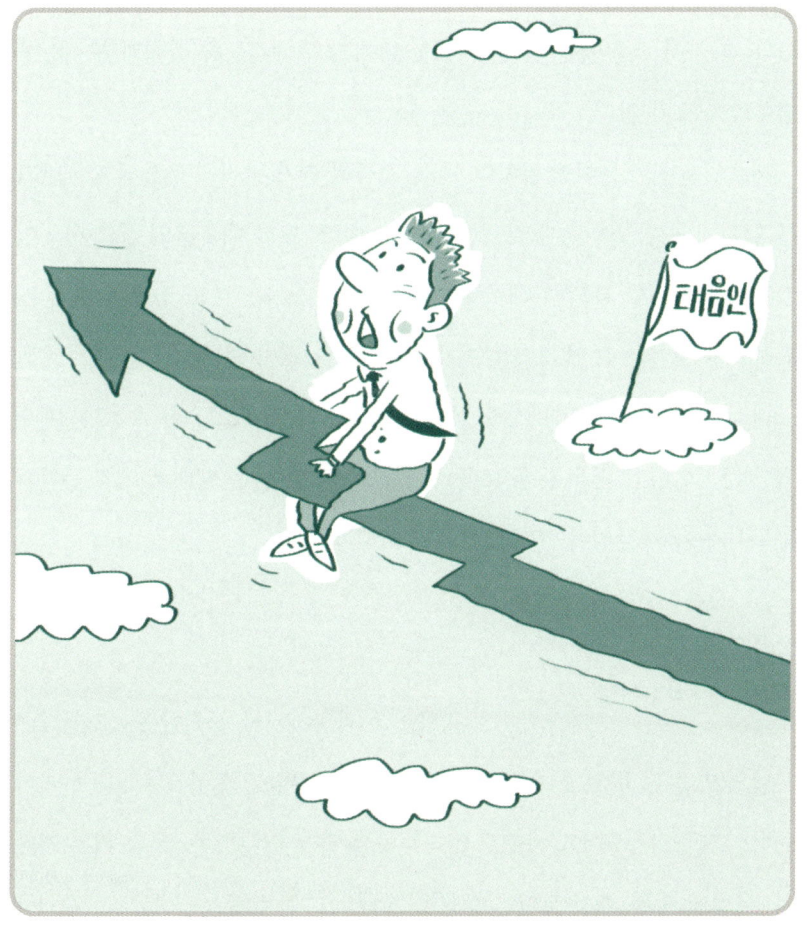

하는 행정적인 일에 능하고 어떤 어려움이 있더라도 쉽게 포기하지 않기 때문에 재물을 모으는 데 매우 밝은 편이다. 그리고 상당수의 태음인은 현실감각이 뛰어나 인간관계도 잘 엮어낸다.

    태음인은 주식투자에서도 남들이 좋아하는 대중주를 선호하는 경향이 강해 큰 손실을 보지 않는 편이다. 성장주에 대해선 두려움이 많고 리스크가 큰 종목은 절대 사지 않으며 가치주, 우량주 등에 대한 장기투자가 특징이다. 따라서 태음인이 더 큰 이익을 남기기 위해서는 직관력과 모험심을 겸비할 필요가 있다.

    태음인은 게으름이 발동하면 예금, 적금의 만기 관리에 소홀해져서 만기를 알면서도 귀찮아 그대로 방치할 때가 있다. 또한 대출금의 상환이나 이자지급일 관리를 태만히 해서 의외의 손실을 가져올 수도 있으니 미리 기억하고 이것만은 꼭 챙기고 넘어가는 습관을 길러야 한다.

    다른 체질에 비해 비교적 안정되고 보수적인 재테크를 할 수 있어 게으름만 주의한다면 많은 돈을 모을 수 있다. 하지만 돈을 제대로 쓰지 못하는 구두쇠가 될 가능성이 있기 때문에 주의해야 한다.

소양인은
부화뇌동하기 쉽다

    소양인은 과장하기를 좋아한다. 또한 다른 사람의 말을 잘 따르고 자신의 주장을 굽히는 경향이 많아 부화뇌동하기가 쉽다. 그리고 성질이 급하므로 주식투자는 하지 않는 것이 돈을 버는 것이다. 아니면 일정 기간 동안 수익률을 정해놓고 차트에 따라 목표한 수익률이 달성되면 손을 털고 나오는 것이 유리하다.

한편 성실하고 자금력이 풍부하며 부지런한 성격이기 때문에 인터넷을 이용한 주식이나 선물 투자에서는 높은 수익률을 낼 수도 있다. 그러나 항상 실수가 많은 체질이므로 소음인이나 태음인의 조언을 받아들이면 실수를 줄일 수가 있다.

소음인은 냉정하다

소음인은 자신의 주장이나 의견을 드러내지 않고 주위상황을 냉정하게 살피는 경향이 많다. 그래서 주식이나 선물 거래에 안성맞춤인 성격이라 볼 수 있다.

건강한 소음인은 매사에 실수가 없고 판단력이 정확하다. 마치 제갈공명이 철저한 준비와 계산으로 적벽대전에서 조조의 백만 대군을 일순간에 무찌르고, 제한된 군사력과 시간 속에서도 매번 전투에서 크게 실패하지 않았던 것과 같다.

그러나 소음인은 체질적으로 불안감이 많아서 엄청난 스트레스를 견뎌내지 못할 가능성이 많다. 그렇기 때문에 몸이 약하고 마음이 여린 사람은 이런 일에 관여하지 않는 것이 좋다.

또한 소음인 체질은 주식이나 선물거래는 자신의 문제가 아니라 우리의 문제에서 이익과 손해가 결정된다는 것을 잘 알기 때문에 몇 번 실수를 하고 나면 미래에 닥쳐올 불안에서 벗어나고자 아예 재테크 자체에 흥미를 잃는 경우도 있다.

Part 6

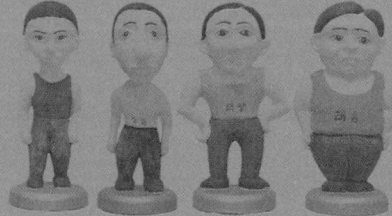

체질에 따라 몸에 맞는 음식이 따로 있듯 남녀 사이의 연애나 결혼, 적성이나 직업, 질병도 체질에 따라 다르게 나타난다. 결혼을 앞두고 듣는 얘기들 중에 궁합이라는 말이 있다. 체질과 부부 간의 궁합에 대한 이야기다. 결혼을 앞둔 예비 부부들 중에 궁합이 안 맞아 헤어지는 경우도 있다.

체질과 인생

> 태음인은 자기 일에 대한 책임성이 강한 장점이 있으나
> 두려움을 버리고 바깥을 살피는 자세가 필요하다.
> 소양인은 사사로운 욕심을 내어 공적인 일을
> 망치는 일이 없고 실속보다는 명예를 중시 여긴다.
> 태양인은 성격이 원만하고 붙임성이 좋아
> 사람을 잘 사귄다. 소음인은 신중하고 조심성이 많아
> 결과를 예상한 후에야 일을 시작한다.

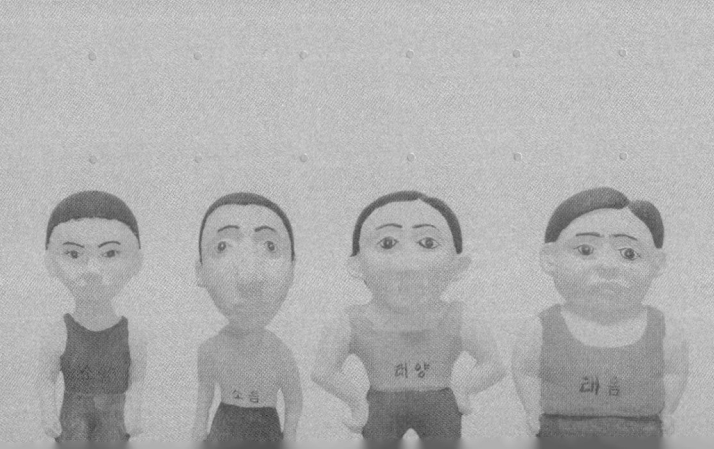

01 체질과 인간궁합

"나는 저 친구와는 안 맞아. 같이 있으면 화만 내게 되는데 너와는 잘 통하는 것 같다."

이처럼 자신과 맞는 친구가 있는가 하면 이상하게도 만나기만 하면 싸우는 친구가 있다. 특히 고부간의 경우엔 자신의 의지와는 상관없이 관계가 맺어지고 갈등이 생기는 경우이므로 피하기 힘들다. 실제로 고부간의 갈등으로 가정생활에 위기가 닥치는 경우도 있다.

우리 속담에 '욕하면서 서로 닮는다' 거나 '욕하면서 서로 배운다' 는 말이 있다. 이는 호되게 시집살이를 한 사람이 시어머니가 되면 자신의 며느리에게 엄청난 구박을 일삼는다는 것으로 해석되기도 한다.

이런 경우 시어머니와 며느리의 체질이 같은 경우에는 남편의 역할이 무엇보다 중요하다. 어머니 앞에서는 절대 부인을 변호하지 말아야 하며, 부인 앞에선 항상 부인의 장점만 얘기하며 무조건 부인 편이 돼야 한다.

그러나 현실은 그렇지 못하기 때문에 고부 사이는 그 골이 더 심하게 패여 원수가 되는 것이다. 하지만 이 경우에도 현명한 사람이라면 자신의 입장을 툭 터놓고 사실대로 얘기하기만 하면 친구 사이같이 될 수도 있다. 그러나 그렇지 못한 것이 현실이다.

체질궁합은 잘 되면 찰떡, 안 되면 웬수

태음인과 소양인의 고부관계는 잘 이해하면 딸과 어머니 같은 관계가 되지만 잘못 되면 많은 문제점을 내포할 수도 있는 체질이다. 남편이 누구 편을 드느냐에 따라 다른데, 원만한 관계를 위해서는 소양인 앞에서는 잘못을 인정하고, 태음인에게는 뇌물공세를 펼치면 원만한 관계가 될 수 있다.

가정생활도 중요하지만 대부분의 시간을 가정보다는 직장에서 보내는 사람들이 많은 게 요즘 현실이다. 직장생활을 하다 보면 성격이 서로 잘 맞는 동료도 있고 그렇지 않은 동료들도 있다. 직장생활에서의 승진과 원만한 직장생활을 하기 위해서는 인간관계가 매우 중요하다.

이런 면에서 볼 때 어느 정도 아부 근성도 필요하다고 할 수 있는데, 아부할 줄 아는 것도 어떻게 보면 능력이라 할 수 있다. 하지만 그런 능력을 발휘해도 안 맞는 경우엔 체질과 관련이 많은 것이다.

태음인은 자기 일에 대한 책임성이 강한 장점이 있으나 두려움을 버리고 바깥을 살피는 자세가 필요하다. 태음인은 총무부서 등의 일이 적합하다.

소양인은 사사로운 욕심을 내어 공적인 일을 망치는 일이 없고 실속보다는 명예를 중시 여긴다. 반면 자신의 일보다 타인을 중요시 여기고 끈기가 없어 어려움을 쉽게 포기하므로 사업가로서는 조금 무리가 있다. 감사부서, 수금, 지출 담당 업무 등이 적합하다.

태양인은 성격이 원만하고 붙임성이 좋아 사람을 잘 사귄다. 또한 과단성과 적극적인 성격으로 사업적 성공의 가능성이 있으며, 사업 개척에 유리한 성격이다. 하지만 남을 배려하거나 유능한 사람과 무능한 사람을 구분하지 못해서 어려움에 빠지기도 한다. 따라서 사람을 사귀기는 쉬우나 다른 사람을 리드하고 관계를 유지하는 데는 문제가 있다. 태양인에게 맞는 직업은 영업부서다.

소음인은 매우 신중하고 침착하며 조심성이 많아 결과를 예상한 후에야 시작하는 경우가 많다. 세심한 탓에 사람을 모으는 재주가 있지만 리더십보다는 설득력이 강하다. 정말 필요한 사람을 잘 모은다. 그리고 수치와 균형을 계산해서 맞추는 일에 능하다. 재무부서나 인사부서 등에 적합하다.

체질은 인간관계에 큰 영향을 미친다

태음인은 대인관계가 가장 원만한 체질이다. 태음인이 전체 인구 중에서 가장 비율이 높은 것도 주위 환경변화에 잘 적응하고, 자신의 색깔을 쉽게 드러내지 않다가 기회가 왔을 때 존재감을 나타내면서 자신의 영역을 확보하기 때문이다.

하지만 자신과 같은 체질을 만나는 경우에는 서로 경쟁 대상이 되기 때문에 조심해야 할 필요가 있다. 또한 후배를 잘 사귀어서 상사나 선배에게 자신의 생각을 직접 전하는 대신에 후배나 동료를 통해서 자신의 입장을 전달하는 것이 오히려 좋은 방법이 될 수도 있다.

가끔 보면 사회생활하는 데 잘 섞이지 못하는 사람이 있다. 그런 경우에도 체질과 관계가 있다고 보면 된다. 특히 소양인의 경우가 그러하다. 소양인은 너무 뻣뻣하고 좀처럼 굽히지 않는 성격이기 때문에 잘 섞이지 못한다. 따라서 상사와 좋은 관계를 유지하려면 가급적 만남의 기회를 줄이는 게 최상의 방법이다.

또한 술을 많이 마시지 않도록 절제할 줄 알아야 한다. 왜냐하면 태음인과 소음인은 술을 마시면 자신의 속이야기를 털어놓지만, 소양인은 지나치게 말을 많이 해서 오히려 역효과가 나는 경우가 많기 때문이다.

학생과 선생님 간의 체질도 중요

요즘 세상은 자연환경의 영향보다는 사람 사이의 관계에서 스트레스를 받는 경우가 많고, 인간관계의 원활성 여부에 따라 삶의 성공과 실패가 갈라질 수도 있다. 특히 직위가 높아질수록 사람과의 관계가 막중하다는 것을 알 수 있고, 인간관계에서는 무엇보다도 체질에 대한 이해가 중요하다.

자녀를 둔 부모님들은 자녀가 담임선생님과 마찰을 일으켜 학교 가기 싫어하는 경우를 경험한 적이 있을 것이다. 이 경우 역시 앞에서와 같이 선생님과 학생의 체질궁합이 맞지 않다고 보아야 할 것이다. 만약 그런 경우가 생긴다면 부모가 직접 자녀와 담임선생님 사이를 중재해야 한다.

이때 부모와 자녀의 체질이 다르다면 충분히 그 역할을 할 수 있다. 그러나 자녀와 부모의 체질이 같은 경우라면 선생님의 장점을 부각시켜서 자녀의 마음을 돌리는 게 옳다.

그런데 선생님이 어떤 체질을 가지고 있는지 일일이 물어볼 수는 없다. 특히 중학교나 고등학교에는 과목마다 선생님이 다르기 때문에 그 어려움이 더 크다고 할 수 있다. 우선 자녀가 어떤 체질을 가졌는지 알아볼 필요가 있고, 어떤 체질의 친구와 가깝게 지내는지 알아보면 된다.

예를 들면 자신이 갖지 못한 면을 가진 선생님을 만나면 잘 보이고 싶은 습성이 나타나는데, 부모는 이런 습성을 빨리 파악해야 한다. 그래서 흥미를 잃고 있는 과목은 그런 체질의 선생님께 과외를 부탁해 보면 좋은 효과를 얻을 수 있다. 자녀들은 학교가 곧 작은 사회이므로 선생님과 친구들이 만나는 사람들의 전부라고 할 수 있을 것이다.

특히 친구 사이를 가리켜 유유상종이라는 얘기를 많이 하듯 같은 체질끼리 잘 어울리는 경우가 많다. 물론 반드시 그런 것만은 아니다. 같은 체질끼리 만나서 놀면 잘 못되는 경우도 많기 때문이다. 이럴 때는 부모님이 친구를 잘 소개해 줄 필요가 있다.

다른 체질과 만나면
보편성 배워

다른 체질끼리 만나면 한쪽으로 흐르는 경향을 막을 수 있다. 예를 들어 친구 모임의 경우 소양인이 주도권을 쥐면 반드시 소음인이나 태음인이 끼어야 한다. 같은 체질끼리 놀면 잘 싸우던 유치원 아이들을 다른 체질과 섞여서 놀게 했더니 집에도 가지 않고 잘 놀았던 기억을 떠올리면 이해가 빠를 것이다.

필자는 소양인인데 같은 소양인 친구의 하숙집에 놀러간 적이 있었다. 처음에는 아무 문제가 없었으나 나중에는 사소한 문제로 심하게 싸우고 집으로 돌아간 적이 있었다. 그것도 한 번이 아니라 만날 때마다 싸우는 걸로 마무리되었다.

그와 반대로 태음인 친구의 하숙집에 놀러갔을 때는 별다른 이야기가 없는 데도 참 재미있게 보낸 기억이 있다. 그 친구와는 이야기도 잘 통했을 뿐 아니라 자주 그 집에서 밤새워 얘기꽃을 피우기도 했었다.

'지피지기(知彼知己)면 백전백승(百戰百勝)'이라는 말이 있다. 이처럼 자신의 체질을 알고 상대방의 체질을 알면 서로 이해하는데 도움이 될 것이다. 무릇 인간은 사회적 동물이므로 혼자서는 살아갈 수 없다. 타인과 더불어 살아가야 하는 게 사회이며 생활인 것이다.

02 체질과 부부궁합

 체질에 따라 몸에 맞는 음식이 따로 있듯 남녀 사이의 연애나 결혼, 적성이나 직업, 질병도 체질에 따라 다르게 나타난다.

 결혼을 앞두고 듣는 얘기들 중에 궁합이라는 말이 있다. 체질과 부부간의 궁합에 대한 이야기다. 결혼을 앞둔 예비 부부들 중에 궁합이 안 맞아 헤어지는 경우도 있다.

 궁합은 두 개의 궁(宮)을 합한다는 것인데, 사주팔자에서는 남자가 여자보다 우위에 있다는 뜻이다. 하지만 체질의학에서 말하는 궁합은 남녀가 동등한 관계를 말한다.

 배우자는 스스로의 단점을 보완해 줄 수 있는 사람을 택하는 경우가 대부분이다. 예를 들면 키 작은 남자는 키 큰 여자를 부러워하고 그런 상대에 호감을 갖는다.

또 미모가 뛰어난 사람은 배우자의 얼굴에 대해서 큰 관심을 기울이지 않게 된다. 자신이 갖지 못한 다른 면을 가진 배우자를 찾기도 하는데, 체질궁합이 바로 그런 것이라고 보면 된다. 특히 부부간 체질궁합은 무엇보다 중요하다.

태음인과 소음인 부부

태음인과 소음인 커플은 삶을 조용히 살아간다. 남녀 어느 쪽이 태음인과 소음인이든 상관은 없다. 태음인과 소음인은 같은 음인 체질이지만 스케일이 다르고 신중한 편이다.

따라서 큰 다툼이 벌어지지 않고 편안한 삶이 될 수 있어 설사 부부싸움이 일어난다 해도 태음인은 신중하고, 소음인은 이해심이 많기 때문에 웬만한 일로는 결별의 단계까지는 가지 않는다.

같은 음인 체질끼리는 상배방의 입장에서 생각해보고, 다양한 가능성을 유추해서 행동으로 옮기기 때문에 극단적인 선택을 하거나 오해의 소지가 적은 장점이 있다. 이런 면에서 태음인과 소음인 체질의 결혼은 강렬한 삶의 환희보다는 무난한 삶의 행운을 가져다준다.

필자가 아는 어느 부부는 남편이 소음인이고, 부인이 태음인이다. 남편은 매사에 철두철미하면서 세세한 부분까지 부인에게 알려주고 확인하며, 부인은 남편의 요구를 묵묵히 수행하는데 불만을 일부러 내색을 하지 않는 것처럼 보이기도 한다.

사회생활을 하는 남편은 상당히 합리적으로 보이지만 일단 집안에서는 전제군주처럼 자신의 왕국을 건설하고 부인은 물론이고 자녀들에게도 절대복종을 강요하며 강력한 중앙집권제도를 구축함으로써 자신이 정한 법과 규율을 정하고 집행하는데서 만족감을 느낀다.

이런 현상에 대해 부인과 자녀들은 시간이 흘러 왕권이 약화될 틈을 노린다. 소음인 남편이 퇴직을 하거나 경제적 활동을 하지 못하면 권력에 누수가 생길 듯하지만 이런 상상은 부질없는 환상이다.

소음인은 권력을 절대 내려놓으려 하지 않는다. 비록 건강이 나빠지고 나이가 들어도 한번 확립된 왕국의 기조는 엄정하게 집행되어야 하고, 반발이 있을 때는 가차없이 응징을 한다. 따라서 소음인 부군의 힘을 인정하고 평온을 유지하는 것이 바람직하다.

또 어떤 부부는 남편이 태음인이고 부인이 소음인 체질이다. 남편은 생각이 깊고 부인은 자애로우며 자녀들도 별 문제를 일으키지 않는다. 집안은 평온하고 각자 맡은 바 일을 열심히 수행하는데 점점 가세가 늘어나고 세월이 흐를수록 집안은 발전해 나간다.

이런 부부는 태음인 남편의 힘이 약해져도 소음인 부인이 참견을 하지 않아서 그런지 평온한 삶의 연속이고, 자애로운 어머니의 역할이 점점 빛을 발하게 된다.

소음인과 소양인 부부

EBS 프로그램 〈생방송 60분 부모〉에 출연해서 개그우먼 출신인 박미선 씨의 체질을 분석해볼 기회가 있었다. 남편인 이봉원 씨의 좌충우돌 인생사에도 불구하고 여전히 각별한 정을 해학적으로 풀어내는 것이 소음인 체질 특성이었다. 사실 소음인 체질은 밖으로는 부드러우면서 안으로는 강한 사람이다.

박미선 씨는 연약한 체격에도 불구하고 몇 개의 프로그램을 진행하고 있었는데, 몸이 열 개라도 모자랄 지경이지만 항상 웃음을 머금고 매끄러운 진행을 했었다. 남편의 사업 실패와 잇단 도전을 뒤에서 도와주는 것이 쉽지만은 않았을 것인데도 남의 얘기하듯 방송에서 웃음으로 연결하는 여유로움과 부드러움이 돋보였다.

박미선 씨와 이봉원 씨는 쉽게 말해 세모와 네모가 만나서 원이 된 경우로, 서로 다르고 모난 부분이 살면서 닮고 융화해 깎이고 깎여서 둥글게 된 것이니 너무 잘 맞는 궁합이라는 뜻이다.

그들은 소음인과 소양인 커플로 기본적인 궁합도 꽤 괜찮은 편이라 할 수 있다. 소음인과 소양인은 오장육부의 장부편차가 완전히 정반대라서 상대방이 잘못을 하더라도 크게 나무랄 필요가 없기 때문이다. 다시 말해 어떤 실수가 나타나더라도 이해할 수 있는데, 다만 대화를 많이 해야만 서로의 입장 차이를 이해할 수 있다.

태음인과 소양인
커플 최고

앞에서 이야기한 커플들도 잘 맞겠지만 가장 잘 맞는 부부의 체질궁합은 역시 태음인과 소양인 커플이다. 소양인과 태음인의 결합은 매우 좋은 궁합이다. 소양인이 외향적이고 남을 생각해서

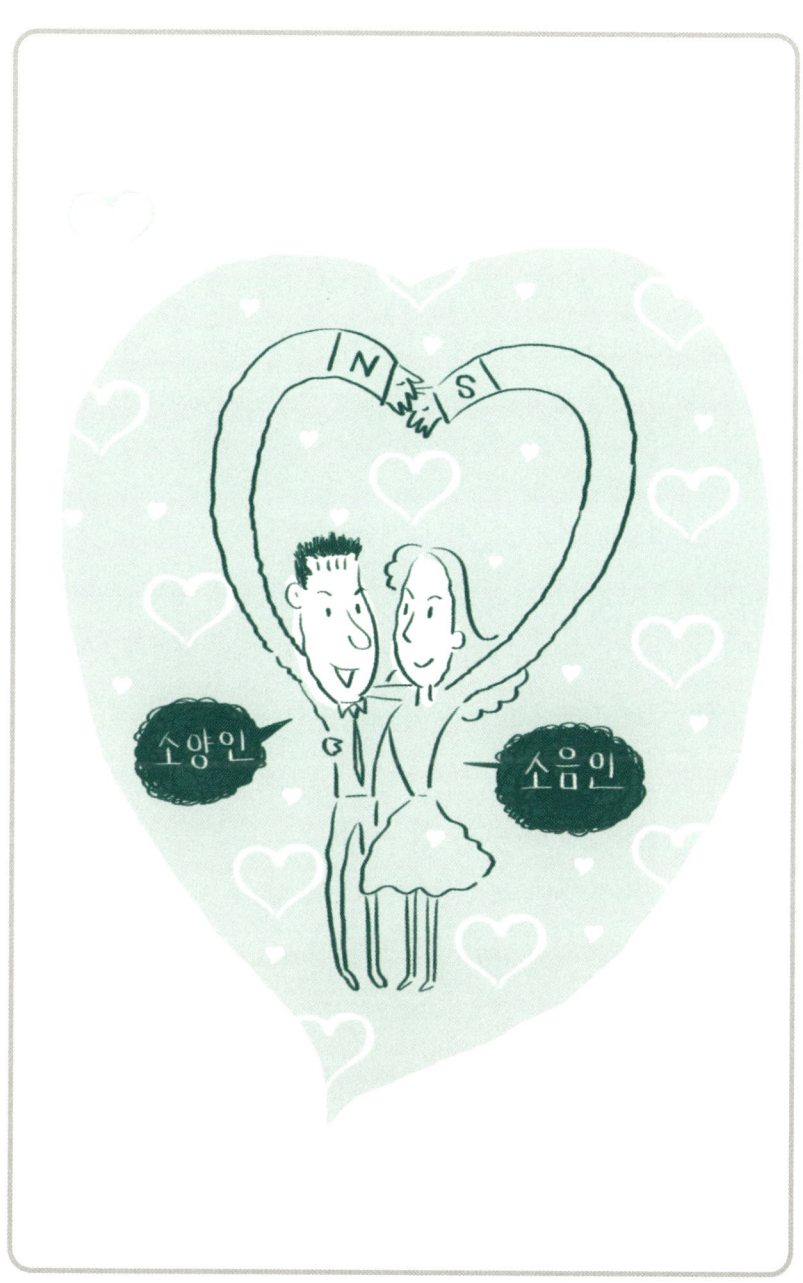

일을 처리한다면 태음인은 내성적이면서도 자신의 집안을 생각해서 일을 처리하므로 설령 소양인이 실수를 하더라도 충분히 막아줄 수 있다.

더구나 태음인은 우리 사회에서 생활하기 가장 쉬우므로 소양인의 실수를 잘 감싸줄 수 있기 때문에 가장 이상적인 커플이라 하겠다.

하지만 만나는 사람마다 어떤 체질이냐고 매번 물어볼 수는 없는 노릇이다. 실제로 체질을 모르고 사는 부부들도 대다수일 것이다. 그리고 살면서 보니 궁합이 안 좋은 체질인데 어떻게 해야 하는지 궁금한 사람들도 많을 것이다.

가장 우선되어야 하는 것은 서로의 체질이 다르다는 사실을 인정하는 일이다. 이 점을 인정하면 많은 갈등들이 해소될 수 있다. 전생 체험이라는 게 있다. 즉, 모르고 있던 부분을 최면상태에서라도 알고 나면 평소에 문제점으로 남아 있던 어떤 부분이 상당히 해결되는 부분이 있듯 체질궁합도 마찬가지다.

잘 맞는 체질궁합이 있다면 안 맞는 체질궁합도 있다. 특히 소양인과 소양인끼리 만나면 결혼으로 이어지기 힘들다. 왜냐하면 연모하는 마음이 생기지 않는데 억지로 꿰어 맞춘 상태이기 때문에 사사건건 서로 부딪히기 때문이다.

따라서 같은 체질끼리는 결혼을 피하는 게 좋다. 특히 소양인인 시어머니와 소양인인 며느리가 만나면 서로 힘들다.

소음인 여성은 기질적으로 꼼꼼하고 다른 사람에게 피해를 주지 않으려 한다. 이런 특성이 타산적으로 보일 수도 있고, 얄밉게 보일 수도 있다. 때문에 소양인 남성과 결혼하게 되면 도저히 이해할 수 없는 남편의 행동에 놀라고 당황할 뿐 아니라 속을 끓이는 경우가 많게 된다.

그러나 소양인은 다른 사람의 의견에 쉽게 동감하고, 잘 따른다. 그렇기 때문에 소음인이 소양인을 타이르면 금방 따라오게 되니 걱정할 필요는 없다.

소음인과 태양인
커플 마찰

소음인과 태양인 부부가 살아가는 경우도 성격문제에 따른 마찰과 갈등이 생기기 쉽다. 태양인은 계획성 없이 살기 때문에 통장 잔고가 항상 마이너스를 나타낸다. 반면 소음인은 이것저것 시시콜콜 따지고 들게 되고, 자존심이 몹시 강한 태양인은 이에 응대를 하지 않거나 대답만 하면서 소음인의 의견을 무시해 버리기도 한다.

소음인과 태음인이 결혼한 경우에는 태음인이 자신의 감정을 잘 드러내지 않고 포용력으로 이해하려고 애쓰며 잘 참기 때문에 부부싸움은 벌어지지 않는다. 그러나 서로의 불만이 누적되면 일시에 크게 폭발하거나 아예 딴 방을 쓰게 되는 경우도 있다.

태음인끼리 결혼한 경우도 드물지 않게 있다. 이들 부부는 서로의 느낌이나 갈등을 밖으로 드러내지 않기 때문에 다툼이 적다. 태음인 체질은 모두 포용력과 이해심이 넓고 따지기를 싫어하는 경향이 있을 뿐 아니라 낭비를 하지 않는 편이기 때문이다.

요컨대 태음인 부부는 모두 생활력이 강하고 목표를 향한 집념과 노력이 강하며 성실하고 부지런한 기질이므로 착실하게 돈을 모을 가능성이 높다. 하지만 아기자기한 재미나 애틋한 정은 없다.

소양인은 젊은 시절의
성적 충동을 경계해야

소양인은 원래부터 성기능이 약한 편에 속한다. 그렇지만 이런 소양인도 젊은 시절에는 섹스에 관심이 많고 성적인 충동이 강해서 조심해야 한다. 그렇지 않을 경우 건강을 해치고 잘못된 길로 빠질 수도 있다.

브라질의 한 소년이 지나친 자위행위로 목숨을 잃는 사고가 발생했다. 16세의 이 소년은 최근 쉬지 않고 42번 자위를 한 뒤 끝내 사망했는데, 경찰에 따르면 소년은 사고 당일 자정 새벽까지 자위를 계속한 뒤 탈진해 쓰러져 사망했으며, 소년은 손에 3도 화상을 입은 것으로 전해졌다. 이런 사례에서 나타나듯이 소양인 체질은 청장년기에 성적 충동을 절제할 수 있도록 규칙적인 운동을 하는 것이 좋다.

화와 열이 많은 소양인 체질은 청년기가 지나면서 급격한 성기능의 저하를 몸소 느끼게 되는데, 이때부터 자신감이 없어지고 다른 일에 몰두하게 된다. 부인이 이런 소양인 체질인 경우 그 배우자는 성적 만족을 찾아 밖으로 나가게 되고 잦은 출장이 이어지게 된다.

부부 사이에 일어나는 일에 원칙은 없다. 두 사람이 인정하는 범위 안에서 원칙과 상식이 인정되기 때문이다. 그러나 만약 두 사람 사이의 일이 다른 사람에게 공개된다면 문제가 생길 수밖에 없다.

따라서 얼마나 서로의 사고방식이 이해되느냐에 따라 천생연분이 될 수도 있고, 정신적으로 문제가 있다고 여길 수도 있다. 흔히 말하는 '남들이 하면 스캔들이고, 자신들이 하면 로맨스' 라는 것도 남녀 사이에서 벌어지는 것이며, 이 남녀 사이에 벌어지는 일은 나이와 신분, 출생지와 국가, 피부색과 종교를 초월한다. 다만 얼마나 서로의 입장을 이해하느냐에 따라 상황은 달라질 수밖에 없다.

필자가 진료했던 환자 가운데 어떤 부부는 20년이 넘는 세월 동안 매우 다정한 인생을 살아왔다. 슬하에 3남매를 두었으며 사회적으로도 성공한 사람들이었다.

그런데 남편이 중풍에 걸려 입원한 상태에서 소변 배설에 문제가 생겨 매일 6시간마다 카테터를 삽입해서 배뇨시켜야 했다. 그 과정에서 남편의 음경이 어린애 것만큼이나 작다는 사실을 알 수 있었다. 발기된 상태에서의 길이가 불과 5~6cm에 불과했고, 굵기도 엄지손가락 크기에 지나지 않았다. 그런데도 그들 부부의 성생활에는 아무런 문제가 없었다. 그 이유가 매우 궁금했었는데, 나중에 회복된 다음 그분들이 들려준 얘기에 비밀이 있었다.

대학시절 열렬히 연애를 하다 결혼한 그들은 신혼여행으로 온양 온천에 갔었다고 한다. 그런데 첫날밤에 대한 기대가 너무 컸던 탓인지 남들이 다 치르던 행사를 치르지 못했다. 평소에 사용해보지 않았던 침대 때문이라는 생각이 들어 바닥으로 내려와서 다시 시도해보았으나 마찬가지였다.

며칠 동안 고민하다가 비뇨기과를 전공한 친구와 상의한 결과 남편의 음경 크기에 문제가 있다는 것을 알게 되었단다. 그래서 해결책으로 충분한 전희를 한 다음 직접적인 성교는 최소화하라는 조언을 들었다고 했다. 그 결과 지금까지 어느 부부보다 더 만족스러운 성생활을 유지하고 있다고 했다. 전희하는 방법도 모든 방법을 다 동원하고 있으며, 항상 성에 대해서만큼은 어떤 터부도 없이 의견을 교환한다고 했다.

사실 성이란 육체를 통한 마음의 교류라고 생각한다. 성(性)이라는 한자 자체도 깨뜨려보면 마음 심(心)에 날 생(生)이라는 글자가 합해진 것이다. 즉, 마음이 생긴 것이다. 실제로 아무리 멋있는 이성을 앞에 두더라도 마음이 생기지 않으면 그림 속의 떡과 마찬가지다.

따라서 어떤 체질끼리의 결합이라고 하더라도 마음의 교류가 없다면 그것은 이미 정상적인 부부가 아니다. 형식적으로 부부이고, 법적으로만 부부일 뿐이다. 요컨대 더 아름답고 의미 있는 인생이 되기 위해서는 입 속의 혀처럼 거리낌이 전혀 없는 마음의 교류가 이루어져야만 한다.

03 체질과 속궁합 1

　많은 사람들이 결혼 전에 궁합을 본다. 심지어 궁합이 나쁘다고 해서 다 되어가던 결혼이 깨지는 경우도 종종 보게 된다. 궁합을 맹신해서 사랑하는 사람들이 깨져서는 안 되겠지만 그냥 무시하고 흘려보내기엔 뭔가 찜찜한 구석이 있는 것도 사실이다.

　궁합은 보통 사주로 알아본다. 전체적으로 두 사람이 조화로운지를 태어난 연도와 달, 날, 시를 기준으로 삼아서 알아보는 방식이다. 또 흔히 속궁합이라는 것이 있는데 이는 남녀 사이의 성생활에 문제가 없는지를 뜻하는 말이다.

　사람의 기질이라는 것은 체질별로 차이가 있는데 이런 체질을 토대로 서로의 조화를 맞춰보는 것을 체질궁합이라고 한다.

　체질궁합은 체질 및 기질, 외모, 행동의 특징이나 버릇, 또 음식이나 약재뿐 아니라 신체 각 부위의 허와 실, 잘 걸리는 병과 그에 따른 건강관리법 등을 망라하고 있다.

침실궁합은 행복한
결혼생활의 중요한 조건

풍파두르(pompadour). 루이 15세의 연인이자 프랑스 로코코 시대의 전설적 뮤즈였다. 그녀는 루이 15세가 가장 사랑했던 여인이었을 뿐 아니라 왕의 가까운 친구로서, 정치적 조언자로서 생애를 함께 보냈으며 프랑스에서 가장 영향력 있는 인물 중 한 명으로 여겨졌었다.

1721년 출생인 풍파두르는 하얀 피부를 가진 미인으로 유명했었는데 어떤 상류사회에서든 교류가 가능한 전방위 사교 교육을 받은 덕택에 파리 사교계에서 항상 이목을 끄는 존재였다고 한다.

20세에 관세청 직원과 결혼했으나 조신하게 지내는 체질이 아니어서 여기저기 잘 다녔는데, 그러다가 루이 15세와 만났다고 한다. 일설에는 사냥터에서 왕과 우연히 만났다고도 하고, 사교장에서 왕 앞에 손수건을 떨어뜨려 눈길을 끌었다고도 한다.

아무튼 풍파두르는 루이 15세의 애첩인 샤토루 공작부인이 죽자마자 자기 남편과 이혼을 하고 왕에게 간다. 루이 15세는 국사에는 애초부터 별 맘이 없는 사람이었다. 그는 외모도 준수했을 뿐더러 여자를 무척 밝히는 남자였다.

처음에는 풍파두르도 루이 15세와의 잠자리에서 잘하려고 했으나, 몸이 뜻대로 말을 안 들어서 슬슬 미움을 받게 되었다.

루이 15세는 여성에 대한 관심이 많고 성기능이 매우 강한 소음인 체질이고, 퐁파두르는 성기능이 약한 소양인 체질이었던 모양이다. 타고난 성능력의 차이는 어쩔 수가 없었던 것이다.

대부분의 불감증 여성은 소양인이다. 그래서 독수공방을 잘 견뎌낸다. 퐁파두르 역시 자신의 약점을 솔직하게 인정하고 대안을 찾아 나섰다. 그녀가 생각해 낸 게 바로 룸살롱 오너였다. 왕의 환심을 사는 길은 오직 한 가지, 예쁜 여자들이었다. 자신이 못하면 자신이 조달해서라도 안겨주면 되는 것이었다.

어떤 사람은 밥을 많이 먹고, 어떤 사람은 밥을 적게 먹는다. 밥통의 크기에 차이가 있다는 것은 인정을 한다. 그런데 왜 성능력에 차이가 있다는 것을 인정하지 않으려 하는가?

필자가 잘 아는 Y교수는 그 분야에서 자타가 인정하는 실력파다. 어려서부터 머리가 비상해서 학교성적이 한번도 1등을 놓친 적이 없었고, 항상 동기생 중에서 주목을 받았다. 결혼을 하면서도 괜찮은 집안의 따님과 결혼을 했다.

그런데 얼마 전 바람을 피다가 부인에게 들켰고 처가 쪽 사람들 앞에서 인민재판을 당해야 했다. 이유야 어쨌든 간에 바람을 피웠다는 도덕적 실수 앞에 몇 가지 변명을 하면서 용서를 구했지만 받아들여지지 않았고, 다수의 추궁과 재발방지에 대한 각서를 요구받는 상황에 이르렀다.

그러자 Y교수가 목청을 높이며 격하게 한마디했다. 그랬더니 부인을 비롯해서 처가 쪽 사람들 가운데 아무도 더 이상 말을 못했다고 한다. 그 한마디가 바로 부인이 성적으로 너무 둔하고 약하다는 것이었다.

성적 능력이 강한 사람과 약한 사람은 엄연히 차이가 있다. 성적으로 발달한 사람은 매일 잠자리를 해도 아무런 문제가 없는데 비해 성적으로 약하게 태어난 사람은 1주일에 한 번 잠자리하는 것도 버거워한다. 이런 경우에는 부부간이라도 차이가 있다는 점을 인정해야 한다. 그런 다음 그 문제점을 해결하려 해야지 무조건 도덕적 규범만 들고 나오다간 두 사람의 인생자체가 구렁텅이에 빠질 수 있다.

물론 성적으로 차이가 심한 사람은 극히 일부분이고, 대부분의 불륜은 잘못된 호기심과 일상생활에서의 일탈에서 나온다는 것을 부인하는 것은 아니다.

이런 점에서 퐁파두르는 대단히 현명했던 사람이었다. 그녀는 베르사이유의 숲속에 '사슴의 동산'이라는 걸 만들고 파리에서 미모의 여성들을 모집해서 루이 15세 전용 살롱을 열었던 것이다. 바로 '쁘띠 메종(조그만 집)'이라고 불리는 룸살롱이었다. 그녀들은 오로지 왕 하나만의 쾌락을 위해 존재했고 성애술을 익히는 것으로 매일매일을 보냈다.

그녀는 이러한 왕의 신임을 바탕으로 정치에 개입하였고, 타고난 사치감각도 발휘했다. 그렇게 왕의 연인이자 조언자였으며, 무엇이든 털어놓을 수 있는 절친한 친구로서 막강한 힘을 가지고 있었다는 그녀는 1764년 폐암으로 사망하면서 화려한 생을 마감한다.

물은 높은 곳에서 낮은 곳으로 흐르고 바람은 고기압 쪽에서 저기압 쪽으로 분다. 이는 사람도 마찬가지다. 남녀가 합하는 것은 양과 음이 만나는 것이다.

남자는 기를 내는 존재고 여자는 기를 받아들이는 존재다. 이런 음양의 결합은 부부의 건강상태를 좋게 하기도 하지만 주고받는 기의 균형이 깨졌을 때 어느 한 쪽으로 치우치면서 몸이 나빠지기도 한다.

체질 따라 투여 의약품 달라

양약을 체질에 따라 사용하던 분이 있었다. 박석련 선생님인데 한나라당 박진 의원의 부친이다. 박 선생님은 한양대학교 병원장을 역임하였던 내과의사신데 고혈압 환자를 많이 보았던 분이었다. 그분이 정년퇴직하고 나서 명지병원에 근무하실 때 필자도 명지한방병원에 잠시 근무했기 때문에 여러 번 찾아뵌 적이 있었다.

그런데 박 선생님은 한의학에 많은 관심을 가지고 있어서《전체성 의학의 시대》라는 책까지 쓰신 적이 있다. 또 엑스선 필름 보는 뷰박스에 경혈도를 걸어놓고는 항상 한의학과 서양의학을 결합하면 매우 좋을 것이라고 말씀하시곤 했다. 그래서 고혈압 환자에게 혈압 치료제를 줄 때도 그냥 처방하는 것이 아니고, 소음인에게 주는 약이 다르고, 소양인에게 투여하는 약이 달랐다.

필자는 궁금하면 참지 못하는 성미라서 그 약물 배합 원리를 여쭤본 적이 있었다. 그러자 박 선생님은 이렇게 답변을 하셨다.

"소음인은 소화가 잘 되도록 처방하고, 소양인은 소변이 잘 나가도록 해주며, 태음인은 심장기능이 튼튼해지도록 하면 보통 혈압약의 3분의 1만 써도 효과가 좋아요."

그분의 말씀에 따르면 아스피린을 먹고 나서 속 쓰린 사람은 소음인 체질에 많고, 아스피린을 먹고 감기나 몸살, 관절통, 심장병 등이 좋아져서 밥 먹듯이 먹는 사람은 거의 태음인 체질이라는 것이었다.

04 체질과
속궁합 2

성기능 장애라고 하면 남성을 먼저 떠올린다. 그런데 의외로 여성에게도 성기능 장애가 많이 나타난다.

미국에서 나온 조사 결과를 보면, 성기능 장애를 가진 여성 환자가 43%로 남성의 31%보다 훨씬 많다. 성에 대한 욕구의 감퇴, 성관계 전후의 통증이나 불쾌감, 집안 환경에 대한 불안감, 남편과의 현격한 성 에너지 차이가 주요 원인이 될 수 있다.

**음기 보강엔
구기자차**

소양인 체질의 남편과 살아가는 현명한 부인이라면 남편의 낮은 성능력을 인정하고 천천히 그 능력을 회복시키도록 음식과 약물을 적절히 보강해주는 한편 과도하게 긴장되어 있는 남편을 이

완시켜주는 마사지를 해주고 애교를 잘 부려야 한다. 그럼 몇 달 후 강해진 남편을 만날 수 있을 것이다.

환자 중에 40대 후반의 소양인 남성분이 있었다. 회사에서는 인정도 받고 촉망받는 사람인데, 문제는 잠자리를 한 달에 한 번 정도 갖는다는 거였다. 게다가 부인은 30대 중반부터 갱년기장애증후군처럼 열이 달아올랐다 내렸다하면서 자꾸 짜증이 난다며 병원 치료도 받았다. 이는 성적 불만족에서 오는 증상이다.

한의학에서는 '간의 기운이 뭉쳤다'고 하는데 이럴 때는 '시호억간탕'을 쓰곤 했었다. 소양인 체질의 남편과 함께 사는 부인들은 항상 남편의 정력 보강을 위해 해산물을 많이 준비하고 구기자차와 백김치를 준비해야 한다. 그리고 그냥 참지 말고 성 에너지가 빨리 약해지는 남편을 위해 부인이 더 주도적으로 잠자리를 리드하는 것이 좋다.

건강한 태음인 남편은 힘이 좋고 오랫동안 관계를 갖길 원한다. 그래서 부인의 체력이 강해야 한다. 문제는 부인이 성 에너지가 약한 소양인일 경우에 발생한다. 태음인들은 자신들의 준비시간을 줄이기 위해 스스로 한두 잔의 술을 마시거나 배우자에게 마사지를 부탁하는 것이 필요하다.

실제로 어떤 40대 초반의 소양인 부인은 태음인 남편을 항상 향기 나는 오일로 1시간씩 마사지를 한 다음에 침대에 올라간다고 한다. 자신은 5분도 지나지 않아 절정에 도달하는 데 비해, 남편은 약 30분에서 1시간이 더 지나야 만족하기 때문이다.

성 에너지 약할 때
녹용 효과 커

자꾸 성 트러블이 일어나다 보면 여성들은 쉽게 성욕을 상실하게 된다. 이런 경우를 위해 성욕 저하를 스스로 회복할 수 있는 지압법을 소개해 본다. 기운이 약한 경우에는 관원, 중극을 지압하고 긴장이 많은 사람은 신문점을 자극하면 좋다.

녹용은 성 에너지가 약할 때 매우 효과적이다. 특히 맥이 약하고 피로가 심한 사람에게 좋다. 단, 몸에 열이 많아서 항상 몸이 뜨거운 사람은 한의사의 진단을 받고 기본이 되는 한약을 처방해서 먹어야 한다. 약을 먹는다고 아무나 효과가 있는 것은 아니다.

자연분만을 하고 난 주부들은 '예쁜이 수술'이라고 해서 질을 좁게 하는 수술을 많이 한다. 하지만 요즘은 자연분만을 할 때 미리 회음부를 절개해서 산도를 확보해 두고 분만 후에는 다시 접합수술을 한다. 그리고 질강 안쪽은 감각이 둔하기 때문에 질강수술법은 큰 효과가 없는 것으로 밝혀졌다.

또한 질은 주름이 많아서 출산 후에도 큰 변화를 느끼지 못하는 경우가 많다. 결국 여성들 스스로가 남편의 반응에 민감하게 반응하는 것이 문제다. 또한 항문을 오므렸다 폈다하는 운동법으로도 질의 근육을 강화할 수 있다.

한편 여성들은 갱년기를 뚜렷하게 느낀다. 그래서 생리가 불순해지고 폐경이 되고 여성 호르몬이 적어지면서 질 벽이 얇아지고, 질 내부는 좁아지고 짧아진다. 이 여파로 부부관계 시 통증을 유발할 수도 있는데 평소부터 건강에 유의하면서 적극적인 운동과 함께 약물치료를 받으면 어느 정도 회복이 된다.

나이 들어서도 성생활 유지해야

성생활은 나이가 들어서도 포기하면 안 된다. 왜냐하면 정상적이고 규칙적인 성생활은 성기관의 위축을 막고, 뇌를 활성화해서 건망증과 뇌의 노화를 방지하는 데 매우 효과적이기 때문이다.

실제로 몸의 기운을 보강하고, 침실 환경을 개선하면 심리적으로 안정을 얻을 수 있다. 앞에서 언급했듯 이럴 때는 쑥과 익모초가 좋다. 쑥과 익모초 달인 물이나 떡을 해서 먹거나 훈기를 쏘여도 좋다.

또 체질적으로 성기능이 약한 소양인 체질들은 40대 초반부터 예방 차원에서 보약을 먹으면 효과적이다. 병이 오기 전 미리 1년에 2번 정도 먹으면 나중에 도움이 된다.

하루에 1갑씩 20년 동안 담배를 피우면 음경 동맥의 약 70%가 굳어지는데, 음경 동맥이 경화하면 발기장애를 일으킨다. 이렇듯 담배는 고혈압 환자보다 더 성생활에 나쁜 영향을 줄 수 있으므로 건강한 성생활을 위해서라면 담배부터 끊는 것이 좋다.

그러나 술은 조금 마셨을 때 성생활에 활력을 주기도 한다. 어느 정도 머리의 중추신경을 흥분시켜서 발기력을 강하게 하기 때문이다. 그러나 적당한 양이 있다. 절대로 소주를 반 병 이상 마셔서는 안 되고 맥주라면 1병이 적당하다.

독자들을 위해 약물이나 수술요법이 아니고, 일상생활에서 성능력을 강화할 수 있는 대책을 알아보면 다음과 같다.

첫 번째는 헐렁한 팬티를 입는 것이다. 꼭 끼는 팬티나 바지는 고환의 온도조절 능력을 저하시키지만 고환을 차게 하면 정충생산이 많아지고, 성능력이 강화된다.

두 번째는 다리를 튼튼하게 해야 한다. 다리를 움직이는 신경과 음경을 움직이는 신경은 같은 신경이다. 다리를 움직여야 음낭이 함께 움직인다.

세 번째는 살을 빼고 근육을 키워야 한다. 뱃살이 많으면 성능력이 떨어진다.

네 번째는 잠을 많이 자야 한다. 긴장된 생활은 투쟁의지만 북돋운다. 무릇 성행위는 부드러워야 하는데, 싸우는 사람의 음경은 잔뜩 움츠려 있다. 당연히 밖에서 큰소리치는 사람은 성능력이 뛰어나지 못하다. 더 여성적이고 부드러워져야 한다.

마지막으로 배우자와 대화를 많이 해야 한다. '궁합'은 태어난 연월일시를 목화토금수의 오행(五行) 상생상극에서 서로 도움이 될지 아니면 서로 피해를 줄지 남자의 입장에서 살펴본 것이다. 그래서 여성이 남성을 도와주면 좋다고 보지만 여성이 남성보다 우세하면 나쁘다고 보았던 것이다.

그러나 속궁합은 이런 원리를 내세우지 않고, 부부 상호간의 이해와 배려 속에 정상적이고 건강한 성생활이 이루어지는 것을 말한다. 어떻게 보면 매우 실제적인 면을 언급한 것이다. 그러나 사전에는 이런 의미가 실려 있지 않다.

동물성 단백질, 정력식품 환상

여자들이 다이어트에 열중하는 것 이상으로 남성들은 강한 남성에 몰두한다. 특히 우리나라 남성들은 정력에 좋다고 하면 까마귀도 남아나지 않는다고 한다. 그리고 대부분의 정력제는 동물성 재료가 차지한다. 이 부분은 우리 민족이 대부분 채식 위주의 생활을 해왔다는 것에서 이해할 수 있다.

채식 위주의 생활이다 보니 특별한 날이 아니면 고기 한 점 먹을 일이 없었다. 특히 병이 든 사람들은 영양부족이 대부분이었다. 그래서 아프면 십전대보탕, 녹용대보탕 등으로 기운과 피만 보강하면 낫는 경우도 많았다.

또한 몸이 약하면 닭, 염소, 미꾸라지, 개, 소 등의 동물성 단백질을 보충시키곤 했었다. 그 여파로 지금까지 동물성 약재에 대한 미련을 버리지 못하고 있는 것이다.

한편 서양인들은 매번 고기 위주로 먹고 살다 보니 야채나 과일에서 얻어야 되는 비타민이 부족하게 되었고, 우리나라 남성들이 양기가 약하다고 생각할 때 동물성 재료를 떠올리는 것처럼 비타민에 대한 환상을 버리지 못하고 있다.

그러나 시대는 변했고, 매끼 고기가 있어야 밥을 먹는 사람도 많아졌다. 이럴 때는 사고도 변해야 한다. 물론 오랫동안 지배해온 인식을 바꾸기가 쉽지 않겠지만 이제는 동물성 재료에 대한 환상에서 벗어날 때가 되었다.

비아그라가 나오기 전까지는 북미에서 나오던 물개의 외부 생식기가 정력제로 많이 알려졌다. 한방에서는 이것, 즉 물개의 음경(외부 생식기)을 해구신이라고 한다. 물개는 보통 한 마리의 수컷이 5~10마리의 암컷을 거느린다. 그래서 물개의 정력이 뛰어나다고 믿게 되었던 것이다.

그러나 물개는 발정기가 되었을 때만 교미를 하는데 비해 사람들은 일년 내내 성관계를 가진다. 세상에서 가장 정력이 강한 존재는 역시 인간인 것이다.

해구신은 성질이 뜨겁다. 그래서 몸이 찬 소음인들의 보양약이나 강정제로 적당하다. 또한 발기부전이나 성신경쇠약증, 여성들의 냉이나 성욕 저하증에도 효과가 있다.

그러나 대부분의 한의사들은 물개 음경 대신에 사슴이나 개의 음경을 사용한다. 쉽게 구할 수 있고 비슷한 효과가 있기 때문이다. 해구신의 효과는 남성과 여성의 구별이 없지만 몸이 찬 사람에게 좋고, 몸에 열이 많은 사람, 오후에 열이 얼굴로 후끈 달아오르는 사람, 몸이 뜨겁고 화를 자주 내는 사람에게는 오히려 부작용을 일으킬 수 있다.

옻의 성기능 강화 효과

옻은 면역기능을 강화하고, 성선의 기능을 강화해서 정충생산을 늘려준다. 옻나무는 성질이 뜨겁고, 알레르기 작용이 강해서 신중하게 사용해야 한다.

《동의보감》에 보면 옻은 "어혈을 삭이고, 월경이 중단된 것을 낫게 한다. 또 소장을 잘 통하게 하고, 회충을 없애며, 단단한 적취를 헤치고, 어지러움을 낫게 한다"고 기록했는데, 최근 연구에서는 성기능을 강화하는 효과가 있다는 것이 밝혀졌다. 따라서 한의사와 상의해서 소량씩 신중하게 사용하면 좋은 효과를 얻을 수가 있을 것이다.

〈조선일보〉에 보도된 내용을 보면, 옻닭을 먹은 171명 가운데 32%인 55명이 온몸에 발진과 물집이 생기는 전신성 접촉성 알레르기를 앓았던 것으로 발견되었다. 옻닭은 허약자나 속이 차가운 사람이 닭 속에 옻나무 가지를 넣고 삶아서 먹는데 주로 양기가 약한 사람에게 효과적이다. 실제로 옻닭을 먹고 나서 효과를 느낀 사람은 전체의 7%인 것으로 밝혀졌다.

옻에는 우루시올(Urushiol)이라는 성분이 들어 있는데 간경화나 고열, 피부자반, 오한 등의 증상을 일으킬 수 있기 때문에 몸에 열이 많은 사람은 먹지 말아야 한다. 단, 몸이 차고 맥이 느리거나 약한 사람은 상당한 효과를 볼 수 있다. 이런 사람은 주로 소음인 체질에 많지만 소음인 중에서도 옻에 대한 알레르기가 없는 경우에 효과를 볼 수 있다.

옻을 주재료로 해서 만든 처방은 익다산이 있다. 이 처방은 상당히 과장되어 있으나 옻의 효과를 드러낸 처방 가운데 하나이다. 어디까지나 이것은 하나의 얘기에 지나지 않지만 시사하는 바는 있다.

익다산은 생지황, 계심, 감초, 백출, 말린 옻 5가지로 이루어진 처방이다. 어떤 사람이 30세나 어린 부인과 살고 있었는데, 나이 80이 되어 정력이 약해지자 친척으로부터 이 처방을 받았으나 약을 먹기도 전에 병에 걸려 죽었다.

그 집에 '익다'라는 75세 되는 하인이 있었는데 병에 걸려서 허리가 굽고, 머리는 희고, 등을 구부려 옆걸음으로 걷곤 했다. 하인을 불쌍히 여긴

부인이 그 약을 익다에게 주었고, 20일이 지나자 익다의 허리가 펴지고, 백발은 검게 변했으며, 얼굴에 윤기가 돌아 30대의 남자처럼 보였다.

하루는 익다가 술을 마시러 나갔다가 취하게 되었는데 2명의 하녀와 교접을 하였고, 마침내 그 부인과도 관계를 가지게 되었으며 2명의 아이를 낳게 되었다고 한다. 이 부인은 하인과 관계를 가진 것에 수치심을 느껴 익다를 죽이게 되었는데 정강이를 꺾어 보자 누런 골수가 가득했다고 한다.

왜소 음경
걱정할 것 없어

남성들은 왜소 음경에 대해 매우 걱정하고 있다. 왜소 음경은 평소의 크기가 3.5cm 이하이고, 둘레가 5cm 이하일 때를 말하며, 발기 시에 6cm 이하이고, 둘레가 7cm 이하일 때를 말한다.

정상적인 음경의 크기는 평소의 길이가 6~8cm, 둘레가 6~9cm이고, 발기 시에 길이가 9~14cm, 둘레가 10~14cm까지 늘어난다. 그러나 음경이 작다고 해서 임신 능력이 없는 것은 아니다.

또한 대부분의 남성은 정상 크기다. 오히려 음경이 큰 남성과 사는 부인에게서 불감증이 오기도 한다. 남성이 스스로만 생각하고 부인을 배려하지 않기 때문이다. 오히려 평소에 작은 사람이 발기 시에 많이 늘어나는 경우도 많다.

실제로 상지대학교 한의과대학 학생들을 대상으로 조사해본 결과, 각 체질별로 음경의 크기는 큰 차이가 없었다. 다만 소양인의 음경 크기가 평소에 다른 체질보다 약간 작을 뿐인데 발기 시에는 소음인, 태음인과 비교했을 때 거의 같았다. 따라서 대부분의 남성들은 그 크기에 대해 걱정하지 않아도 된다. 오히려 부인들의 이해와 격려가 더 중요하다고 본다.

남녀 간의 성적 완성도는 성기의 크기나 완력보다는 심리적인 요인이 더 크다. 따라서 음경 왜소 콤플렉스에서 벗어나는 지름길은 부부 사이의 충분한 대화와 이해가 기본이다.

아이들이 커서 사춘기가 될 때쯤이면 부부 사이에도 권태기가 오거나, 아니면 정말 진한 속궁합의 차이를 느낄 시기다. 그렇다고 쿨리지 효과처럼 서로 새로운 상대방만 찾거나 스와핑에서 욕구를 찾으려 해서는 안 된다. 두 사람 사이에서 항상 새로움을 느낀다면 혼외정사는 일어나지 않는다. 항상 먹는 된장국이 우리 몸에 가장 좋은 것처럼 두 사람이 늘 새로움을 느낀다면 잠자리는 기다려지는 시간이 될 것이다.

얼마 전에 발표된 논문을 보니 여러 여성을 상대한 남성은 전립선암에 걸릴 위험이 높다고 한다. 우리 몸은 새로운 환경에 적응할 수 있지만 너무 자주 위험성에 노출되면 피로해진다.

요컨대 부부끼리는 평생 동안 입맞춤을 하더라도 서로의 세균이나 효소에 익숙하기 때문에 스트레스를 받지 않을 것이다. 그러나 새로운 상대방을 만나 계속해서 새로운 균이나 효소를 만나면 그만큼 그 균이나 효소에 적응해야 하기 때문에 피로해질 수밖에 없는 것이다.

우리나라 성인들은 성교육을 받지 못했다. 그래서 성관계라면 성기를 삽입한 상태에서만 해결하려 한다.

그러나 체력이 강한 사람과 관계를 유지하려면 손이나 입을 잘 활용해야 한다. 부부관계는 서로 납득할 수만 있다면 불결함이나 수치심을 느낄 필요가 없다.

따라서 항상 대화가 필요하다. 또한 부부 사이에 절대로 넘지 못하는 선이 있어서는 안 되고, 말 못할 부분이 남겨져선 안 된다. 연인 같고, 친구 같고, 동생 같은 부부가 되어야만 속궁합이 맞는다고 할 수 있다.

05 체질과 색상궁합

　우리는 흔히 "발은 따뜻해야 하고, 머리는 차가워야 한다"는 이야기를 자주 듣는다. 의학책에도 "머리는 차갑게 해서 아픈 경우가 없고, 배는 따뜻하게 해서 아픈 경우가 없다"고 적혀 있다.

　그러나 우리가 일반적으로 알고 있는 것처럼 꼭 그런 것은 아니다. 사람에 따라서 머리를 차게 하면 더욱 아픈 경우도 있고, 덥게 하면 더욱 아파지는 경우도 있다. 마찬가지로 뱃속을 데워주는 약을 썼을 때 통증이 심해지는 사람이 있는 반면 뱃속을 서늘하게 하는 약을 사용할 때 더욱 악화되는 경우도 있다.

　물론 치료는 그 사람의 처지에서 생각해야 한다. 인삼, 홍삼, 산삼이 좋은 약임에는 틀림없으나 지나치게 많이 먹거나 자신의 병증이나 체질을 무시하고 먹으면 반드시 문제가 발생한다.

체질 따라 좋은 식품 따로 있어

　　　　　　　　　　필자의 친구 가운데는 황해도 개성이 고향인 부모님 밑에서 성장하느라 인삼을 줄기차게 먹어온 사람이 있다. 이 친구는 나이가 40 초반이었을 때에도 걸핏하면 얼굴이 붉게 달아오르고 눈이 벌겋게 충혈되곤 했다.

　필자는 친구가 몸에 열이 많은 체질이라서 그렇겠거니 생각했었는데 어느 날 집에 가보니 인삼 달인 물을 마시고 있었다. 그래서 대수롭지 않게 "인삼 자주 먹지 말아라. 너는 체질이 태음인 체질이라서 한두 번 인삼 먹을 때는 기분이 좋아지고 몸에 힘이 나는 듯하지만 장기간 복용하면 열이 달아오르고 혈압이 높아진다"고 했더니, "나는 인삼을 철들고 나서부터 지금까지 먹어왔는데……"라고 말하는 것이다.

　그래서 자세히 물어보았더니 부모님과 형제 모두 혈압이 높았다. 인삼이 무조건 좋다고 생각해서 온 집안 사람들이 물마시듯 인삼을 먹어오고 있었다. 즉, 친구의 가족은 약을 남용하고 있었던 것이다.

　이런 경우에는 인삼을 먹지 않는 것보다 더 나쁘다. 그 후 몇 년이 지나도록 인삼을 먹지 못하게 했더니 몸의 열기도 사라지고 혈압도 떨어지는 등 건강을 회복하고 있다.

　위 경우처럼 색깔에 대한 반응도 사람마다 다르다. 언제부터인가 이런 생각을 가지고 있었는데 H대학에 다니는 사람이 색감과 사상체질에 대한 논문을 쓰고 싶다고 해서 찾아왔다. 그래서 간단한 사상체질의학 이론을 설명해주고 그 사람이 가져온 데이터를 보고 사상체질을 구분해 주었다.

얼마 후에 학위논문이 나왔다면서 찾아왔는데 그 결과가 매우 인상적이었다. 실내 디자인을 하는데 시원한 감을 느끼는 것은 언제나 차가운 계통의 색으로 알려져 왔다고 한다.

그런데 필자를 찾아왔던 그 사람이 연구한 결과에 따르면, 소음인은 밝고 따뜻한 색, 즉 노란색이나 약한 붉은색 계통을 배합했을 때 상쾌하고 시원한 느낌을 받았고, 소양인은 전통적인 개념대로 차가운 색인 녹색이나 푸른색을 배합했을 때 상쾌한 느낌을 얻었다는 것이다.

체질 따라
옷 배합도 달라져

이 논문을 심사한 교수님들도 이런 결과를 보고 나서 세계적으로 인정되던 이론에서 벗어난 것이지만 충분히 가치가 있다고 평가했다고 한다. 우리가 보기에는 당연한 결과이지만 이처럼 색의 배합도 사상체질에 따라서 달라진다.

어떤 사람은 화사한 색이 잘 어울리고, 어떤 사람은 무거운 색이 잘 어울리는 것 자체가 각자의 체질과 관련된 것이라고 생각된다.

정모 씨는 소음인 체질이다. 얼굴이 둥글고 목소리가 약하며 기운이 부족해서 다른 사람 앞에 나서기를 매우 싫어한다. 그런데 옷을 살 때 보면 언제나 밝은 노란색이나 붉은색 계통의 옷을 산다. 그리고 그런 옷이 잘 어울린다. 만약 어두운 계통의 옷을 사면 잘 입지도 않는다. 생각해 보면 몸이 차기 때문에 따뜻한 색의 옷이 잘 어울리는 것이 당연한데도 습관이겠거니 하고 치부해왔던 것이다.

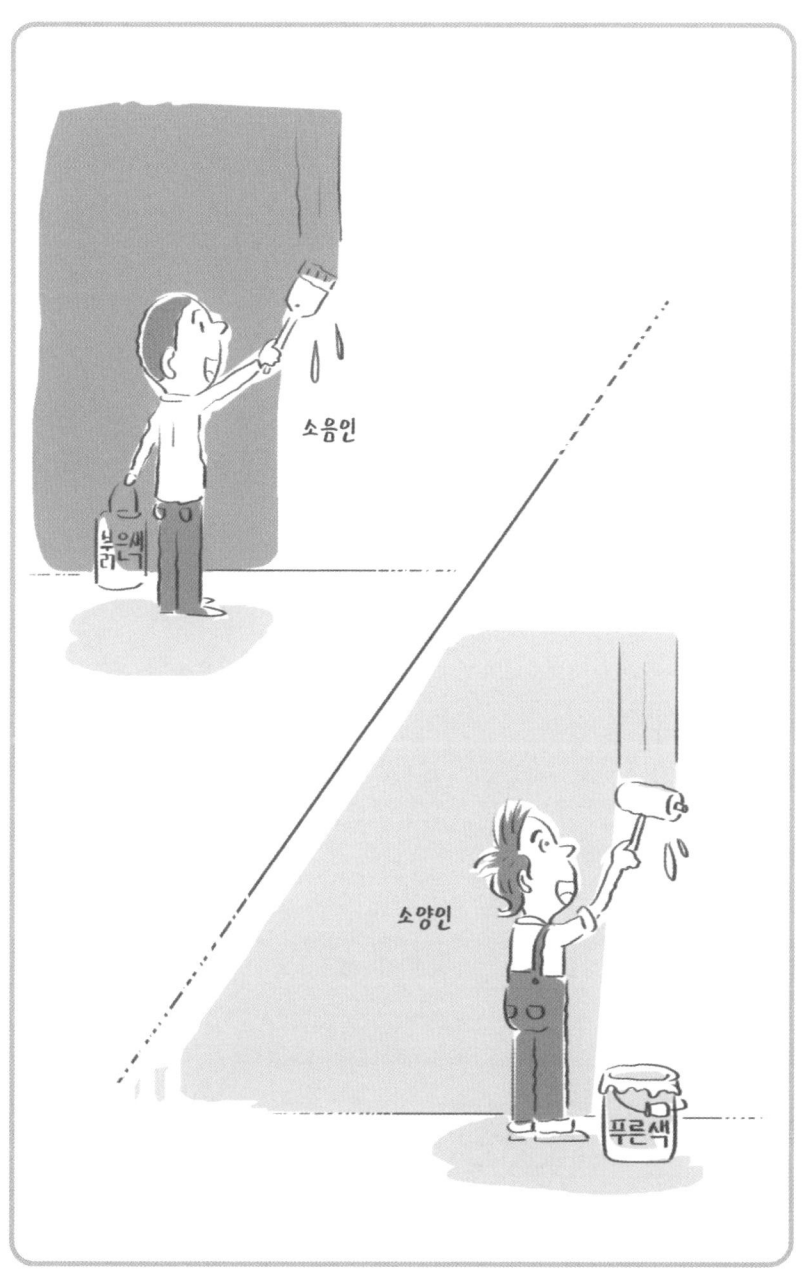

실제로 몸이 찬 사람은 따뜻한 계통의 색을 선택하고, 몸이 뜨거운 사람은 시원한 색상을 선택하는 경향이 강하다. 이는 나이 드신 어른들이 빨간색 내복을 좋아하는 것과 20대의 원기왕성한 여인이 검은색 잠옷을 입으면 매혹적인 것도 같은 맥락에서 이해할 수 있다. 모든 것이 자신의 에너지와 조화를 이루어야 건강해지는 것이다.

06 체질과 음악궁합

　음악은 이완 효과로서의 작용이 큰데, 마음과 신체의 긴장까지도 부드럽게 해주는 작용을 한다. 음악을 들으면서 뇌파를 측정해보면 알파파가 증가되는데, 이는 심신이 편안하다는 뜻이다.

　실제로 음악요법이 환자와 주위 사람들과의 대화를 회복하는 계기를 만들어주는 경우는 많다. 그러한 의미에서 음악은 언어와는 다른 커뮤니케이션을 가능케 하기 때문에 비언어적 정보교류(Non Verbal Communication)라 불리기도 한다.

　음악을 통한 좋은 개인적 경험은 사람들의 생활 전반을 변화시킨다. 그런 만큼 주변에서 들을 수 있는 다양한 음악을 스스로 잘 받아들이고 활용하면 건강을 유지함은 물론 인생의 기쁨과 행복을 만끽할 수 있으면서 사소한 정서적인 갈등은 자연적으로 해소될 수 있다.

사람의 체질을 4가지로 분류하여 모든 사람은 일정한 체질을 가지고 있다는 체질론이 사상의학이다. 사상의학의 창시자 이제마는 사람의 체질과 의학 사이의 놀라운 상관성을 밝혔다. 한편 이런 사상체질이론은 사람의 외형은 물론 성격, 식성, 약품에 대한 반응을 기준으로 체질을 판정한다.

체질 따라
취미도 달라

태양인은 음악 역시 자신만의 독특한 세계를 형성하여 남들과 다른 무엇을 찾으려고 시도한다. 태양인은 동양의 5음 중에서 상음(商音)과 잘 어울리는데 사물놀이에서 징에 비유되곤 한다. 그 이유는 웅장하며 우렁찬 소리가 태양인의 특징과 흡사하기 때문에 그러하다.

명성 있는 음악가들의 체질이 대부분 태양인이다. 태양인은 음악 자체에 빠져드는 순수 음악팬이 많다. 정신세계에 관심이 많은 태양인은 음악의 본질에 다가가려는 성향이 강하다. 그래서 값비싼 오디오에는 관심이 없다. 소품보다는 교향곡 등 스케일이 큰 음악을 들으려는 경향이 강하다.

태음인은 음악의 본질을 이해하기보다는 오디오나 음반수집 등에 관심이 많은 편이다. 작곡가 중에도 태음인은 별로 찾아볼 수 없고 성악가 중 약간 명이 이에 해당한다. 태음인은 무딘한 성격으로 음악에 대해서 꾸준히 듣는 것이 특징이다. 음악적 감각은 다른 체질보다 약간 떨어진다.

태음인은 동양의 5음 중에서 궁음(宮音)과 잘 어울리는데 사물놀이 가운데 북에 비유되곤 한다. 왜냐하면 부드러우면서 큰 느낌을 주는 것이 태음인의 특징과 맞아떨어지기 때문이다. 태음인의 음악 선택 기준도 이와 비슷해서 이해하기 쉽고, 소화시킬 수 있는 노래 위주로 즐겨 듣는 경우가 대부분이다. 가벼운 발라드나 경쾌한 음악 등이 여기에 속한다고 볼 수 있다.

흥이 나는 음악을 좋아하는 소양인

소양인은 감성적인 면이 짙다. 그래서 열정파가 많다. 음반 구입을 할 때도 음반 재킷이 예쁘거나 미모의 연주자가 표지 모델로 나올 경우 별 생각 없이 사들인다. 음악감상도 다양한 흐름을 좋아하고 조용한 것보다는 떠들썩하고 신나는 것을 좋아한다.

그래서 소양인은 동양의 5음 중에서 치음(徵音)과 잘 어울리는데 사물놀이에서 주로 꽹과리에 비유되기도 한다. 이는 날카롭고 가벼우면서 경쾌한 소리를 내는 면이 소양인의 특징과 가장 잘 어울리기 때문이다.

소양인은 한 번 듣고 쉽게 알 수 있는, 흥이 나는 음악을 좋아한다. 소양인은 뜻을 음미하거나 오랜 시간 반복적으로 듣는 음악을 선호하지는 않는다. 그런 만큼 소양인의 경우에는 음악과 연극을 같이 즐길 수 있는 뮤지컬이 좋을 것 같다.

소음인은 감수성이 예민해 음악의 분위기를 중요시한다. 그래서 다른 체질보다 심미안을 가지고 있다. 클래식도 협주곡이나 교향곡보다는 실내악, 소품, 교회음악 같은 차분한 음악을 즐긴다.

감수성과 예술적 소질을 타고난 소음인은 음악의 다방면에 걸쳐 관심을 가지고 또한 모든 음악을 좋아한다. 소음인은 동양의 5음 중에서 우음(羽

琴)과 잘 어울리는데 사물놀이의 장고에 비교하기도 한다. 왜냐하면 장고는 소리가 예민하면서 부드럽고 작은 느낌을 주기 때문이다.

어느 책 속에 이런 말이 있었다.

"음악을 듣는다는 것은 만든 사람이 소리 속에 새겨놓은 음악적 현상을 자신에게 다시 만들어 보이는 행위다."

정말 그렇다. 음악은 모든 사람에게 동일한 것이지만 그 곡이 모두에게 똑같은 가치가 있다는 뜻은 아니다. 다만 그 곡이 모두에게 작곡가가 투시한 동일한 경험을 할 수 있게 해준다는 뜻일 것이다. 그런 의미에서 음악은 우리의 삶을 밝게 만들고 우리의 영혼을 맑게 정화시키는 인류가 만들어낸 최상의 언어일 것이다.

07 체질과 목욕궁합

사람이 목욕을 하는 것은 몸을 깨끗이 한다는 청결의 목적이 우선이다. 그러나 목욕의 효과에서는 보이지 않는 체질과 건강과의 관계가 더 깊다. 그러므로 목욕도 개개인의 체질과 결부하는 선택이 필요하다.

사상의학에서는 땀을 흘리는 것도 사람의 체질에 따라 다르다는 것을 보여주고 있다. 태음인이 땀을 시원하게 흘리면 건강하다는 것이고, 소음인이 땀을 많이 흘리면서 소변색이 진하면 양기가 부족한 것을 뜻한다. 소양인이 땀을 많이 흘리는 것은 속에 열이 많아서 그런 것이다.

따라서 목욕법도 그 사람의 체질에 따라 적절하게 하면 건강을 유지하고 가벼운 질병을 치료함은 물론 만성적인 질환에 보조적인 요법이 될 수 있다.

태음인은 사우나
목욕법 효과 커

태음인은 땀이 시원하게 나는 사우나 목욕법이 매우 효과적이다. 실제로 가벼운 감기나 몸살에 걸렸을 때 사우나만 해도 몸이 가뿐해지고, 몸이 찌뿌드드할 때 아스피린을 먹고 땀을 흘리면 금방 낫게 된다.

태음인에게 좋은 발한 목욕법은 43℃ 정도의 따끈한 욕탕에 들어가서 땀이 나면 다시 욕탕 밖으로 나와 몸을 건조시키고 다시 욕탕 안에 들어가는 고온 반복 지속욕이 가장 효과적이다. 고온 반복욕은 일주일에 2~3회 정도 하는 것이 좋으며 점차 그 횟수를 늘려가면서 지속적으로 꾸준히 반복하는 것이 효과적이다.

또한 심장이나 혈압 등 건강 상태가 양호하다면 열탕에 들어가 땀이 나기 시작하면 탕 밖으로 나와 2분 정도 쉰 다음 땀이 마르면 다시 열탕에 들어가 4분 정도 땀을 흘리는 반복욕을 주 3~4회 이상 해도 좋다. 사실 태음인의 체중감량에 이보다 좋은 방법은 없다.

소양인은
미온 연속욕 좋아

소양인은 높은 열기와 더위를 잘 견뎌내지 못한다. 그리고 땀을 많이 흘리면 갈증이 심하고 밤중에 열이 날 수도 있다. 그러므로 소양인에게 잘 맞는 목욕법으로는 39~40℃ 정도의 따뜻한 욕탕에 10~20분 정도 몸을 담그는 미온 연속욕이 효과적이다. 가능한 반복적으로 하는 것이 좋다.

소양인이 특별히 주의해야 할 점은 더운 욕탕에서 지나치게 오랫동안 목욕하고 나면 기운이 빠져 만사가 귀찮고 의욕이 사라지기 때문에 목욕을 너무 자주하는 습관을 들이지 말아야 한다.

《십형삼료》라는 책에 나오는 얘기다. 고삭순검의 아들이 8세에 열병을 앓았다. 이 애를 보고 어떤 의사가 "이것은 찬 기운에 상한 것"이라고 설명한 다음 성질이 뜨거운 약으로 치료하였다. 그리고 어린애가 얼음물을 먹고 싶어 해도 절대로 주지 않았다.

그러자 몸에 물기가 모자라서 말라들고 안타까워하면서 대소변이 나가지 않았다. 그리고 입 안과 코가 모두 마르고, 추웠다 열이 났다 하고, 때로는 기침을 하며, 몸에 땀도 나지 않았다.

그리하여 뜸을 뜨려고 하는데 마침 장자화라는 의사가 와서 이런 상황을 보고는 그 애의 어머니를 꾸짖으면서 "이렇게 겹겹이 덮어주고, 더운 온돌방에 화로까지 놓았으니 어린애가 견디지 못하고 더워하고 있습니다. 그런데 여기에 또 뜸을 뜨겠다고 하십니까?"라고 말했다. 그런 다음 어린애에게 인삼시호음자를 몇 번 연거푸 먹였다.

그러자 썩은 고기 창자와 비슷하면서 코를 찌르는 냄새가 나는 대변을 누었다. 그 다음부터 갈증이 나서 물을 마시려 하였다. 그리하여 얼음물과 찬물을 연거푸 몇 사발 먹였는데 30~40번 설사를 하고 나서 열이 내렸다. 그 다음에 우황통격산을 먹이니 10여 번 설사를 하고 많이 나았다.

결국 병이 생기고부터 설사를 50여 번 하였지만 조금도 피곤해하지 않았고, 얼음물과 눈 녹인 물을 2되 정도 먹었다. 그런데 이 어린애에게 만약 앞의 의사가 시킨 것처럼 뜸이라도 떴더라면 결과가 어떻게 되었을까?

이처럼 몸에 열이 많은 소양인 체질에게는 지나치게 뜨거운 기운을 더해주면 오히려 병이 된다. 하지만 소양인이냐, 소음인이냐를 바로 아는 것이 가장 어렵기 때문에 일반인들은 고민한다. 다행히도 사상체질의학을 전공한 한의사들이 점점 많아지기 시작했으니 머지않아 이런 고민은 사라질 것이다.

소음인은 고온욕 좋아

이와 반대로 소음인에게 잘 맞는 목욕법으로는 42~43℃의 따뜻한 고온욕을 하는 것이 좋다. 소음인에게 가장 필요한 것은 따뜻한 기운이다. 몸이 건강할 때는 어느 정도의 추위나 한기를 잘 견뎌낸다.

하지만 기운이 떨어진 소음인은 손발이 차고, 아랫배가 싸늘해지기 때문에 얇은 옷을 입거나 차가운 곳에 오래 있기만 해도 병에 걸린다. 그러므로 소음인은 욕탕에 20~30분 정도 몸을 담갔다가 나오는 목욕을 함으로써 몸속 깊이 뜨거움이 침투하도록 하는 목욕법이 효과적이다.

그러나 땀이 많이 나면 양기가 소모되므로 일단 땀이 나면 목욕을 중단해야 한다.

08 체질과 운동궁합

 탄력 있는 몸을 만들기 위해, 또 건강을 위해 운동을 시작하는 사람들이 많다. 그러나 매일 시간에 쫓기다 보면 운동을 시작해야지 하면서도 차일피일 미루게 된다. 돈도 안 들고 별 준비 없이도 당장 시작할 수 있는 효율적인 운동에 어떤 게 있을까 궁금할 것이다.

 운동에도 궁합이 있다. 같은 운동이라도 자기 체질에 맞는 운동이라야 그 효과를 극대화할 수 있다. 사상체질은 태음인, 소양인, 소음인, 태양인으로 나눌 수 있다. 이러한 체질을 바탕으로 체질에 맞는 운동을 제시해 본다.

 세계 처음으로 사상체질론을 제시한 조선 말기 한의학자 이제마 선생에 따르면, 인간은 태양인, 태음인, 소양인, 소음인 등 4가지 체질로 나뉜다. 한국인은 태음인(50%)이 가장 많고 소양인(30%), 소음인(20%), 태양인(1%

비만)의 순이다.

태음인은 한국인 중 가장 많다. 10,000명 중 5,000명 정도가 태음인이라고 할 수 있다. 체격이 크고 근육과 골격이 발달해 키가 크거나 비대한 사람 중에 많다. 상체보다는 하체가 더 충실하다. 사업가나 정치가 타입이며 좀처럼 속마음을 드러내지 않는 편이다.

태음인은 땀을 많이 흘려야 좋은 체질이다. 그러므로 어떤 운동이든지 규칙적으로 하기만 하면 건강에 도움이 된다. 그러나 몸이 약한 태음인은 자주 누우려 하고, 움직이기를 싫어하는데 이런 경우에도 기운만 회복되면 운동하기를 좋아한다. 맥이 약하고 느린 경우에는 운동하기 이전에 먼저 기운을 보충하는 약을 먹고 나서 운동하는 것이 좋다.

태음인은 기운이 떨어지면 살이 찌기 시작한다. 원래 많이 먹지 않아도 살이 잘 찌기 때문에 운동이 삶의 활력소가 된다. 등산, 에어로빅, 조깅, 자전거 타기 등이 좋다.

소양인은 10,000명 중 3,000명 정도인데 상체에 비해 하체가 약한 편이다. 가슴 주위가 상대적으로 발달했고, 의협심이 강하며 성질이 화끈하고 말이 빠르다. 군인, 개그맨, 상인, 서비스업 종사자에게 많다.

소양인은 활동성과 승부욕이 강해 공격적인 운동을 좋아하지만 지구력이 떨어지기 때문에 테니스, 골프, 산책 등을 하면서 다리근육을 보강하면 점차 건강해질 수 있다.

소음인은 10,000명 중 2,000명 정도인데 상체에 비해 하체가 발달하고 골격이 가는 편이며 살과 근육이 약한 편이다. 선천적으로 총명하지만 소

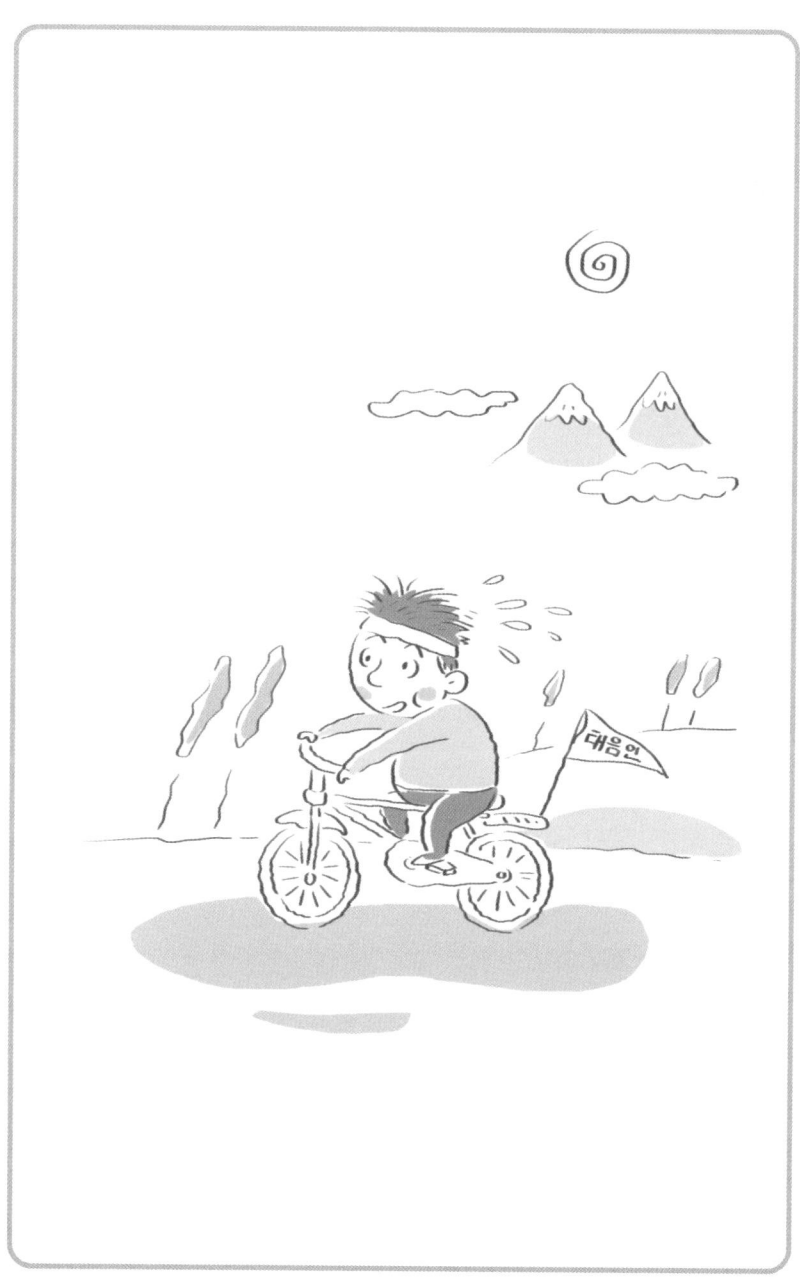

심하고 내성적이며 자기중심적으로 생각하기 때문에 늘 심리적으로 불안정한 편이다. 학자, 종교인, 교육자, 은행가 등의 직업 가운데 이런 체질을 타고난 사람들이 많다.

소음인은 허약체질이기 때문에 심한 운동은 몸에 좋지 않으며, 밥 먹고 나서 바로 운동하면 소화에 지장을 받거나 명치 밑이 불편한 경우도 있다. 상체를 강하게 하는 맨손체조, 아령을 들고 하는 덤벨 체조 등이 건강에 도움을 준다. 소음인은 마라토너, 장거리 선수 등에 많은데, 다리운동과 더불어 복근을 강화하는 근력운동이 필요하다.

태양인은 10,000명에 3~4명에서 10명 미만이다. 얼굴의 선이 굵고 강하며 바닷가에 많이 살고 있다. 상체에 비해 하체와 허리가 약하다.

태양인은 마음이 넓고 판단력이 뛰어나서 전문직이나 발명가 가운데 많지만 의외로 감성적이기 때문에 음악가나 미술가 등 예술을 통해 다른 사람의 마음을 울리는 경우도 있다. 산책이나 달리기, 축구 등 다리를 튼튼하게 하는 운동이 좋다.

33세의 P씨는 요즘 걱정거리가 하나 있다. 봄이 되면서 이마 등 머리 부위에 땀이 많아졌기 때문이다. 찬밥을 먹는데도 머리에 땀이 비 오듯 흐를 때가 있을 정도로 심하다. 지난해까지만 해도 아무리 운동해도 땀이 거의 나지 않았다. 물론 더우면 땀을 흘리고 체중이 늘면 땀이 많아지는 것은 당연한 일이다.

그러나 땀을 흘리는 정도나 땀이 많이 나는 부위 등은 체질과 몸의 건강 상태에 따라 다르다. P씨는 젊고 건강할 때는 땀이 나지 않았지만 기가 약해지면서 살이 찌고 머리 부위에 땀이 많아진 소음인이다. 따라서 이런 소음인은 약으로 병을 고치는 것도 중요하지만 평소에 미리 양기를 보하는 것이 가장 중요하다.

이제마 선생도 그의 책에서 소음인은 "평소에 속이 답답하고 땀을 많이 흘리면 나중에 양기가 많이 빠져 나가서 병이 된다"고 했으며, "평소에 양기를 보강해서 병에 걸리지 않게 해야 한다"고 적고 있다.

결국 자신의 체질에 맞는 음식과 생활로 병에 걸리지 않는 것이 더 중요한 것이다. 실제로 체질을 알고 체질에 맞는 생활만 한다면 누구나 건강을 지킬 수 있다.

걷는 건강법은 어느 체질이나 최고

유산소운동의 대표 격은 걷는 것이다. 일찍이 히포크라테스는 "걸어라! 그것이 가장 좋은 건강법"이라며 걷는 것을 강조했다.

실제로 많이 걷는 사람은 덜 걷는 사람보다 당뇨, 심장병, 고혈압, 비만, 골다공증 같은 성인병의 80%를 예방할 수 있고, 집중력, 사고력이 향상돼 정신건강에도 큰 도움이 된다. 걷는 것이 건강에 좋다는 이야기는 들은 적이 있을 것이다. 그러나 얼마만큼의 양인지 확실히 아는 사람들은 드물다.

산업이 발달하기 전에는 하루에 보통 1만 5,000~2만 보를 걸었다고 한다. 하지만 오늘날 우리는 보통 5,000보 정도 걷는다. 건강을 위해서는 적어도 하루에 만 보 정도 걷는 것이 좋은데, 모자라는 5,000보는 따로 시간을 내서라도 걸어야 한다.

거리로는 7km, 시간으로는 1시간 40분 정도 걷는 것이 좋다. 그렇다고 걸어야겠다는 강박관념을 갖기보다는 엘리베이터를 타지 않고 계단을 오르내리거나 대중교통을 이용하면서 자연스럽게 걷는 것이 좋다.

지속적으로 운동을 하면 암 예방에도 탁월한 효과가 있다. 하루에 1시간 정도 걷는 사람은 거의 걷지 않는 사람보다 암으로 사망할 위험이 절반도 안 된다. 특히 집안에 암환자가 있는 분들은 반드시 1시간 정도 운동을 해야 한다. 다시 말하지만, 걷는 것만으로도 질병을 예방할 수 있다.

운동은 정말 중요하다. 단, 유산소운동을 해야 건강에 좋다. 유산소운동이란 근육에 산소가 공급되도록 운동시간이 비교적 길고 움직이는 동안 계속 숨을 쉬는 운동이다. 조깅, 에어로빅, 줄넘기가 대표적인데 유산소운동은 체내 대사를 촉진시켜 지방질을 태워 없애는 효과가 있다.

또 규칙적으로 유산소운동을 하면 폐기능이 강화되고 고혈압과 동맥경화 예방에도 좋다. 반면 무산소운동은 단거리 달리기, 역도, 아령, 턱걸이와 같이 몸을 움직이는 동안 호흡이 정지되는 운동을 말한다. 물론 이것도 꾸준히만 하면 인체의 에너지를 촉진시켜 살을 빼는 효과가 있다.

그러나 유산소운동만큼 좋은 결과를 기대하기는 힘들다고 할 수 있다. 유산소운동이든 무산소운동이든 운동은 살을 뺄 수 있다는 장점 외에 암도 예방할 수 있다. 다시 말해 일거양득이다.

또 하루에 약 3km, 즉 40분만 걸어도 발기 장애의 위험성을 크게 낮출 수 있다는 보고도 있다. 발기불능의 가장 큰 이유는 운동부족이기 때문이다. 실제로 매일 규칙적으로 운동한 사람은 운동을 전혀 하지 않은 남자와 비교할 때 발기불능의 위험이 50%나 적다는 연구보고도 있다.

고개 숙인 남자들은 운동이 필수

고개 숙인 남자들은 오늘부터라도 운동을 시작하는 게 좋다. 가정에서 쉽게 할 수 있는 원기보강 지압법이 있는데, 이것은 간단하면서도 효과가 좋다.

첫 번째 방법은 '족삼리'를 지압한다. 무릎을 자신의 손으로 감싸 쥐고 가운데 손가락이 정강이뼈에 오도록 한다. 이때 무명지가 닿는 곳에서 약 2cm 내려간 곳이 바로 족삼리다. 수시로 2~3분씩 눌러주면 원기가 강해진다.

두 번째 방법은 '관원혈 두들기'이다. 관원혈은 일반적으로 단전이라는 곳인데, 배꼽 밑 부분을 자신의 주먹으로 2~3분간 두들기면 좋다. 밥맛도 좋아지고 원기도 강해진다.

세 번째 방법은 귓바퀴를 주무르는 것이다. 아침, 저녁으로 귓바퀴를 천천히 비벼서 따뜻해질 때 중단하면 된다.

운동도 기분이 좋을 때 해야 한다는 이야기가 있지만 운동은 아무 때나 하는 것이 좋다.

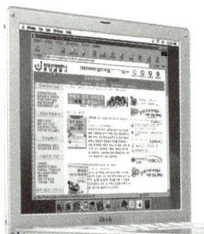

중앙생활사
중앙경제평론사
Joongang Life Publishing Co./Joongang Economy Publishing Co.

중앙생활사는 건강한 생활, 행복한 삶을 일군다는 신념 아래 설립된 건강·실용서 전문 출판사로서 치열한 생존경쟁에 심신이 지친 현대인에게 건강과 생활의 지혜를 주는 책을 발간하고 있습니다.

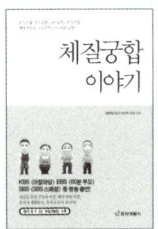

체질궁합 이야기

초판 1쇄 발행 | 2012년 1월 7일
초판 2쇄 발행 | 2012년 4월 20일

지은이 | 김달래(Dalrae Kim)
펴낸이 | 최점옥(Jeomog Choi)
펴낸곳 | 중앙생활사(Joongang Life Publishing Co.)

대   표 | 김용주
책 임 편 집 | 한옥수
본문디자인 | 이여비

출력 | 현문자현   종이 | 타라유통   인쇄·제본 | 현문자현

잘못된 책은 바꾸어 드립니다.
가격은 표지 뒷면에 있습니다.

ISBN 978-89-6141-084-7(13510)

등록 | 1999년 1월 16일 제2-2730호
주소 | ⑨100-826 서울시 중구 다산로20길 5(신당4동 340-128) 중앙빌딩 4층
전화 | (02)2253-4463(代) 팩스 | (02)2253-7988
홈페이지 | www.japub.co.kr   이메일 | japub@naver.com | japub21@empas.com
♣ 중앙생활사는 중앙경제평론사·중앙에듀북스와 자매회사입니다.

Copyright ⓒ 2012 by 김달래
이 책은 중앙생활사가 저작권자와의 계약에 따라 발행한 것이므로 본사의 서면 허락 없이는
어떠한 형태나 수단으로도 이 책의 내용을 이용하지 못합니다.

▶홈페이지에서 구입하시면 많은 혜택이 있습니다.

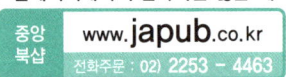

※ 이 도서의 국립중앙도서관 출판시도서목록(CIP)은 e-CIP 홈페이지(www.nl.go.kr/cip.php)에서
   이용하실 수 있습니다.(CIP제어번호: CIP2011004994)

예방과 치유를 위한 건강서 베스트!

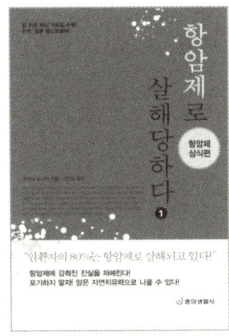

항암제로 살해당하다 ① - 항암제 상식편

후나세 슌스케 지음 | **기준성** 감수 | **김하경** 옮김
신국판(양장) | 384쪽 | 15,000원

암환자의 80%는 항암제로 살해되고 있다!

'암환자의 80%는 항암제와 방사선 요법 등으로 살해되고 있다'는 충격적인 고발서! 암 전문학자들이 증언하는 전율할 만한 내막과 아우슈비츠 수용소나 일본군 731부대의 학살극과도 같은 거대자본의 화학이권에 얽힌 악랄한 암산업의 진상을 낱낱이 밝힌 책이다. 아울러 몸과 마음을 근본적으로 변화시켜 암을 치유할 수 있는 다양한 대체요법도 소개한다.

한국, 일본
건강·암분야
초베스트셀러!

항암제로 살해당하다 ② - 웃음의 면역학편

후나세 슌스케 지음 | **기준성** 감수 | **이요셉** 옮김
신국판(양장) | 304쪽 | 13,500원

웃음이 몸과 마음을 치유한다!

《항암제로 살해당하다》로 센세이션을 일으킨 후나세 슌스케의 또 하나의 역작! 이 책은 신나게 깔깔거리고 박장대소하는 웃음마당이야말로 암, 당뇨병, 아토피 등 각종 질병을 절로 낫게 하는 기적의 묘약임을 다양한 사례와 자료를 통해 일목요연하게 보여준다. 즉, 각종 난치병 환자들에게 덜 고통스럽고 심지어 재미있기까지 한 웃음이라는 제3의 치유방법을 소개하는 희망의 메시지라고 할 수 있다.

대한민국 최초
웃음전문가
이요셉 교수의
웃음건강법!

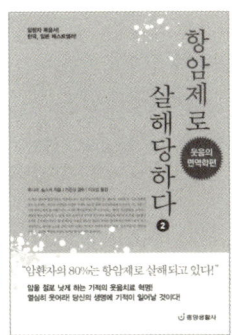

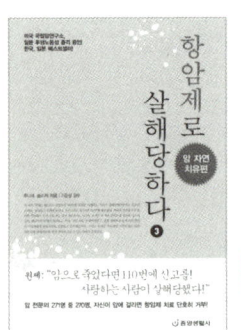

항암제로 살해당하다 ③ - 암 자연치유편
(원제 : 암으로 죽었다면 110번에 신고를! 사랑하는 사람이 살해당했다!)

후나세 슌스케 지음 | **기준성** 감수 | **이근아** 옮김
신국판(양장) | 356쪽 | 15,000원

암 전문의 271명 중 270명,
자신이 암에 걸리면 항암제 치료 단호히 거부!

이 책의 원제는 《암으로 죽었다면 110번에 신고를! 사랑하는 사람이 살해당했다!》이다. 일본의 110번은 범죄신고 전화번호로 우리나라의 112번에 해당된다. 원제에서 느낄 수 있듯 이 책은 항암제의 한계와 위험성을 강력하게 고발하는 한편 암을 치유할 수 있는 대체요법과 항암제 치료로 피해를 입었을 때 법적으로 대응할 수 있는 방법 등을 소개한다.

한국, 일본 출간 즉시 베스트셀러!

스스로 고치는
당뇨병 건강습관

오비츠 료이치 외 지음 | **한나** 감수 | **박선무 · 고선윤** 옮김
신국판(올컬러) | 208쪽 | 12,900원

한순간에 증상이 개선되는
당뇨병 최신 치료법과 생활의 지혜!

당뇨병을 치료함에 있어서 혈당치 조절과 합병증 예방은 무엇보다 중요한 과제이다. 그러기 위해서는 균형 잡힌 식사를 하고 적당한 운동, 스트레스 조절, 금연 등의 자기관리가 필요하다. 또한 매일 자신의 건강 상태를 체크하는 것도 중요하다. 이 책에서는 당뇨병 예방 및 치료를 위한 식사와 운동은 물론 여러 가지 생활의 지혜를 컬러사진과 함께 알기 쉽게 소개한다.

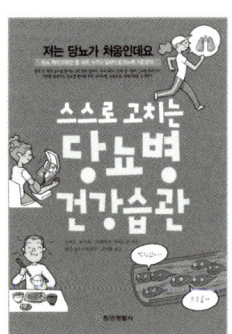

누구나 알아야 할 당뇨병 기초상식!

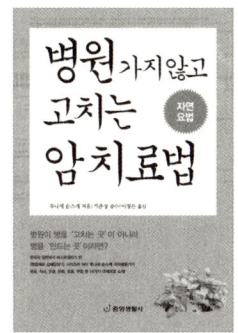

병원 가지 않고 고치는 암 치료법

후나세 슌스케 지음 | **기준성** 감수 | **이정은** 옮김
신국판 | 260쪽 | 12,900원

암은 몇 시간 만에 사라지는 경우도 있다!

《항암제로 살해당하다》(전3권) 시리즈로 한국과 일본에서 큰 반향을 불러일으킨 세계적인 의학평론가 후나세 슌스케의 역작이다. '병원을 벗어나서 대체 암을 어떻게 치료하느냐?'라는 물음에 답을 들려주는 책으로, 암을 치유하는 다양한 대체요법을 소개한다. 웃음 · 온열 · 자연 · 채식 · 심리 · 자연주택 · 접촉 · 동종 · 운동 · 호흡 · 이미지 · 부항 등 자연치유력을 높이는 요법들을 알려준다.

출간 즉시 베스트셀러 암 분야 1위!

병원 가지 않고 고치는 암 자연요법

기준성 · 모리시타 게이이치 지음
신국판 | 360쪽 | 15,000원

자연요법으로 골수성 백혈병, 말기 대장암이 나았다!

흔히 암을 조기 발견하면 완치가 되는 양 착각하는데, 도리어 조기 치료를 해서 조기 악화, 조기 사망하는 사례도 많은 실정이다. 현대의학은 조기 수술, 항암요법, 방사선 치료 등 의료수가가 높고 공격적인 치료 방법으로만 대응하여 그 한계를 드러내고 있다. 이 책은 생활습관병인 암은 잘못된 생활습관을 바꾸고 자연친화적 자연요법으로 치유가 가능하며, 그렇게 해서 나으면 결코 재발이 없다고 강조한다.

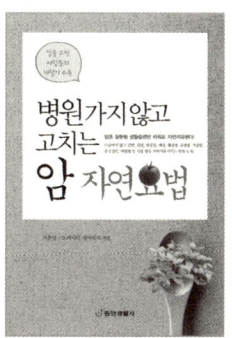

암을 고친 사람들의 체험기 수록!

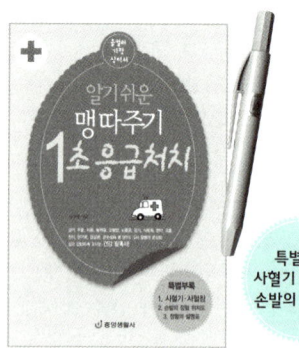

알기 쉬운
맹 따주기 1초 응급처치

이수맹 지음
국판(올컬러) | 232쪽 | 19,500원

각종 질병과 증상에 따라
간단히 따주면 되는 응급처치 백과!

컬러사진을 보면서 누구나 쉽고 간단하게 할 수 있는 가정 상비서. 두통, 생리통, 감기, 치통, 급체, 야뇨증, 축농증, 불면증, 고혈압, 뇌졸중, 경기, 식중독, 변비, 요통, 천식, 현기증, 협심증, 혼수상태 등 80여 가지 질병을 증상과 연령, 남녀에 따라 사혈침(책 겉표지에 부착되어 있음) 하나로 손끝과 발끝을 간단하게 따줌으로써 위급한 상황을 극복할 수 있게 해주는 응급처치 지침서다.

특별부록
사혈기 · 사혈침
손발의 정혈도!

수술없이 고치는
요통 3일 운동요법

전재형 지음
신국판(올컬러) | 164쪽 | 13,000원

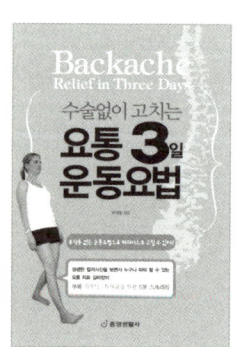

생생한 컬러사진을 보면서 누구나
따라 할 수 있는 요통치료 길라잡이!

크고 작은 요통으로 고생하는 사람들이 비용도 많이 들고 회복기간도 더딘 수술에 무조건 매달리기보다 간단한 운동요법을 꾸준히 실행함으로써 수술 이상의 효과를 볼 수 있도록 안내해준다. 운동 시연자의 생생한 동작사진을 보면서 그대로 따라 하면 되므로 전문지식이 없는 일반 요통 환자들에게 더없는 안성맞춤 도서이다. 또 집에서 손쉽게 '자가치료'를 할 수 있는 방법도 소개되어 있다.

직장인과 학생들을 위한 5분 스트레칭!